足球损伤预防与体能营养恢复

ZUQIU SUNSHANG YUFANG YU TINENG YINGYANG HUIFU

宋琳　于跃　张廷安　编著

北京体育大学出版社

出版人　李　飞
责任编辑　佟　晖
审稿编辑　董英双
责任校对　未　茗
版式设计　佟　晖　李　鹤

图书在版编目(CIP)数据

足球损伤预防与体能营养恢复 / 宋琳等编著. -- 北京 : 北京体育大学出版社, 2017.7
ISBN 978-7-5644-2693-4

Ⅰ. ①足… Ⅱ. ①宋… Ⅲ. ①足球运动－运动性疾病－损伤－防治②足球运动－体能－身体训练 Ⅳ. ①R873②G843.2

中国版本图书馆CIP数据核字(2017)第187302号

足球损伤预防与体能营养恢复　　宋琳　于跃　张廷安　编著

出　　版　北京体育大学出版社
地　　址　北京市海淀区信息路48号
邮　　编　100084
邮 购 部　北京体育大学出版社读者服务部 010-62989432
发 行 部　010-62989320
网　　址　http://cbs.bsu.edu.cn
印　　刷　北京京华虎彩印刷有限公司
开　　本　787×1092毫米　1/16
印　　张　5.75
字　　数　140千字
成品尺寸　185毫米×260毫米

2018年1月第1版第1次印刷
定　价：25.00元

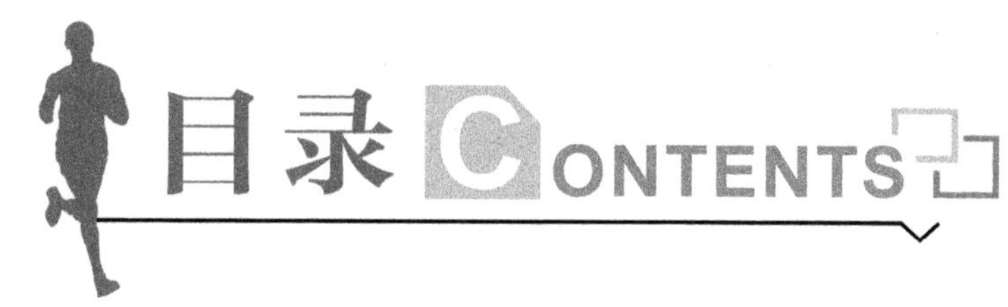
目录 CONTENTS

第一章
足球运动
常见损伤概述

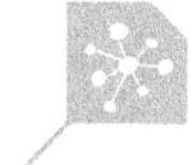

足球对抗激烈，是损伤发生率较高的项目之一。外伤程度最轻的是擦伤、挫伤，重的可发生骨折、脱位及内脏破裂。根据流行病学调查显示，足球比赛中，严重创伤较少，大部分属于轻伤和中等创伤。其中以肌肉损伤最多（包括拉伤、筋膜伤、末端病、腱损伤、腱鞘炎），其次是韧带损伤，再次是关节损伤、半月板撕裂和髌骨软骨病等。

损伤部位多为膝、足踝、腰、大小腿、手。

损伤原因大致可归纳为以下几方面：

一、比赛中致伤：比赛时紧张地争夺、快速地启动奔跑与铲球，易发生大小腿的肌肉拉伤与撕裂，频繁地急转急停可引起膝踝关节韧带及骨的损伤。

二、间接伤：这种损伤多见于下肢，如足外侧踢球易伤外踝，足内侧前脚踢球易伤膝的内侧副韧带、半月板和前交叉韧带，特别是对脚时，大力正脚背踢球后由于球的反作用力，肌肉猛烈收缩，常发生肌肉拉伤撕裂。

三、球击伤：常见的面部擦伤、挫伤、腹部挫伤、阴囊及睾丸挫伤等。最典型最常见的损伤是守门员的手指损伤。

四、踢伤：比赛时大小腿部常常被对方球靴、膝及小腿踢撞，引起肌肉挫伤、皮下血肿、肌肉撕裂及骨的损伤。

五、摔倒：在运动员争球、冲撞或急速跑动时易摔倒，场地不平或湿滑时尤其容易发生。在人造草坪上摔倒还会产生热烧伤。

六、其他：除上述情况外，足球运动员又常因劳损发生慢性损伤，如踝关节创伤性骨关节病（又名“足球踝”）、耻骨炎及髌骨软骨病。

因此，日常训练中，不仅要严格遵守训练原则、充分做好准备整理活动、全面训练身体素质，而且要加强思想教育工作、学习损伤的应急处理方法、做好预防性功能锻炼及使用各种保护装置，最大限度的减少损伤发生、降低损伤的影响。

第二章 足球运动常见损伤及治疗、预防

第一节　头面部损伤

一、解剖结构

眼眶为一对四面椎体形深腔，底朝向外，尖向后内，容纳眼球及附属结构，外被皮肤覆盖。外鼻以鼻骨和软骨为支架，外被皮肤、内覆粘膜，分为骨部和软骨部。鼻中隔由筛骨垂直板、犁骨和鼻中隔软骨构成，其前下方血管丰富、位置浅表，外伤与干燥刺激均易引起出血。（图2–1）

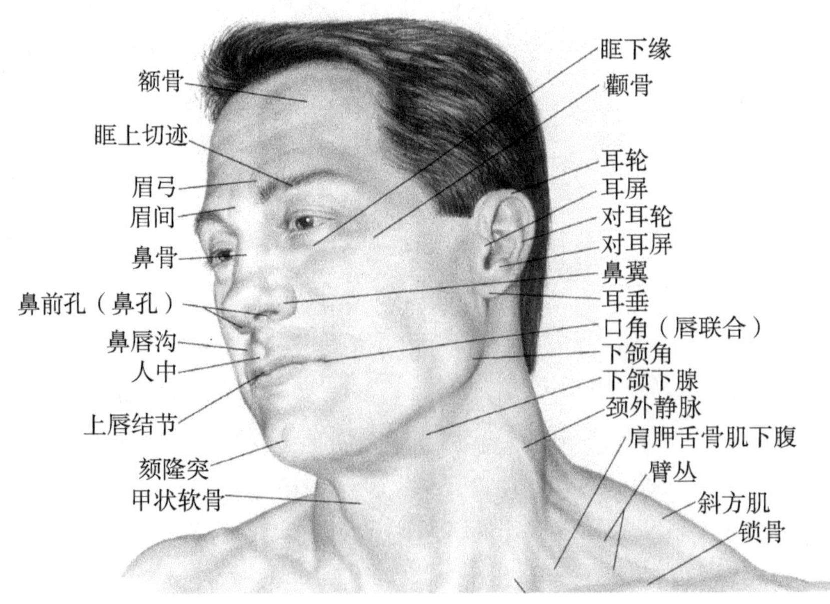

图2–1 头颈表面解剖

二、常见损伤

1. 眼睑部皮肤裂伤

损伤机制：眼睑部皮肤薄而疏松，血循环丰富。眼睑软组织挫伤来自眼睑前面和侧方的钝性暴力，致小血管破裂，常引起眼睑水肿和出血。严重挫伤、撞击时可出现眼睑皮肤全层裂伤，甚至深达肌层、睑板和睑结膜。多见于足球争抢撞击时。

治疗：急救处理时局部应先冲洗并压迫止血。裂口小的以创可贴粘覆即可，裂口大者应仔细缝合。

因挫伤而出现的水肿和出血可以自行吸收。瘀血和肿胀较明显时，可在伤后48小时内冷敷，48小时后热敷。对睑裂伤的修复应及时，并注意功能和美容上的效果。对新鲜伤口应尽早清创缝合，尽量保留可存活的组织，不可切去皮肤，仔细对位。对眼睑全层裂伤应分层对位缝合，以减小瘢痕形成和眼睑畸形。提上睑肌断裂时应进行修复，以免上睑下垂。伴有泪小管断裂时，应争取做泪小管吻合术，然后缝合眼睑。有伤口的睑裂伤应注射破伤风抗毒血清，酌情应用抗生素预防感染。

2.鼻骨骨折

损伤机制：双方争头球时容易撞到鼻骨，造成骨折，出血。

治疗：急救处理时应先止血，而后尽早进行骨折复位并予以妥善的固定。

如果创伤已超过24小时，其手术时机要视具体情况而定，如果肿胀明显，由于可能会影响复位的准确性，最好要等到鼻部消肿后进行，一般1周左右就可以手术，最好不要超过2周以上。 手术多采用闭合性复位，最好在全麻下进行。确定复位准确后，双侧鼻腔填塞碘仿纱条支撑，并用石膏夹或其它材料制成的鼻背夹板固定以维持鼻骨复位后的位置，5~7天去除纱条及鼻夹板。2周内严防再次触碰患处。

第二节　上肢损伤

一、肩关节

（一）解剖结构

肩关节由肱骨、肩胛骨和锁骨及其附属结构组成，共有6个部分构成了肩关节复合体，包括胸锁关节、肩锁关节、盂肱关节三个解剖学关节和肩胛胸壁关节（肩胸关节）、肩峰下关节（第二肩关节）两个关节样结构及喙锁间的韧带样连接（图2-2）。上肢带骨的连结包括胸锁关节和肩锁关节。

肩关节是典型的球窝关节，关节盂的面积仅为关节头的1/3或1/4，关节面大小相差较大。

关节盂小而浅，边缘附有盂唇，关节囊薄而松弛、韧带薄弱，具有较大的灵活性，稳定性较差，可做前屈、后伸、内收、外展、内旋、外旋以及环转等运动。关节囊外有喙肱韧带、喙肩韧带及肌腱加强其稳固性，唯有囊下部无韧带和肌肉加强，最为薄弱，故肩关节脱位时，肱骨头常从下部脱出，脱向前下方。三角肌包裹在肩峰的三面。关节的稳定必须依靠关节周围肌肉的作用，尤其是肩袖。

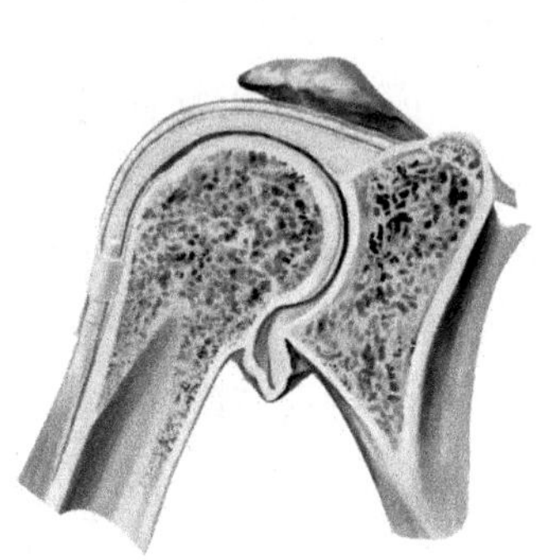
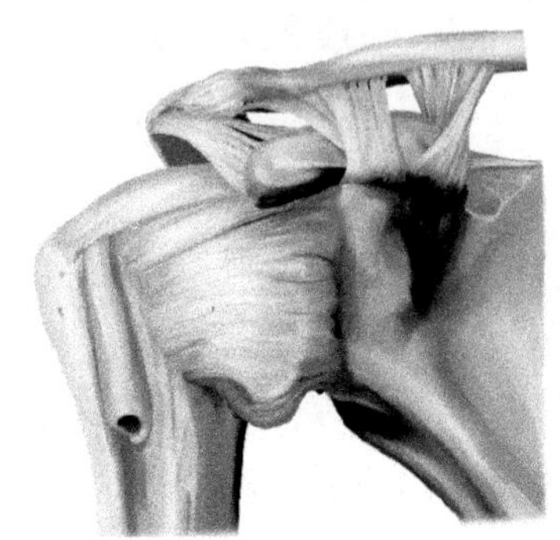

图2-2 肩（盂肱）关节解剖结构

（二）肩关节常见损伤

1. 锁骨骨折

损伤机制：足球运动员争抢倒地时，守门员扑救倒地时，单臂支撑或肩部外侧着地，容易造成锁骨骨折。

症状：多用手托肘，耸肩、头向患侧偏斜、颏转向健侧，以减轻肌肉痉挛牵拉骨折端而产生的疼痛，多局限压痛，触到错位的骨折端及骨擦音。一般需要拍摄X光进行确诊。

治疗：无错位或青枝骨折患者，三角巾悬吊2~3周即可，有错位的骨折需手法复位并固定4~6周，合并神经血管压迫症状时需手术复位并固定。

2. 肩关节脱位

损伤机制：肩关节脱位以“前脱位”最常见，多发生于守门员。守门员扑救时，上臂外展，手或肘着地，就有可能发生肩关节脱位。

症状：肩部变平，呈“角肩”，失去原来的圆形，Dugas征阳性（在正常情况下将手搭到对侧肩部，肘部可以贴近胸膛，称为Dugas征阴性。有脱位时，将患侧肘紧贴胸壁时，手掌搭不到健侧肩部；或手掌搭在健侧肩部时，肘部无法贴近胸壁，称为Dugas征阳性。），肩峰下凹陷，肱骨头在喙突下或锁骨下，一般需要拍摄X光进行确诊。（图2-3）

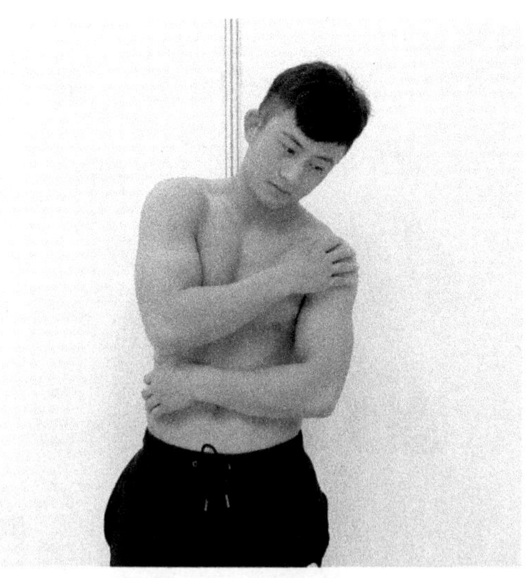

图2-3　肩关节脱位

治疗：手法复位。

（三）肩关节的康复训练方法

目的：增加上肢及躯干的稳定性。

1. 肩关节俯卧位力量练习（图2-4）

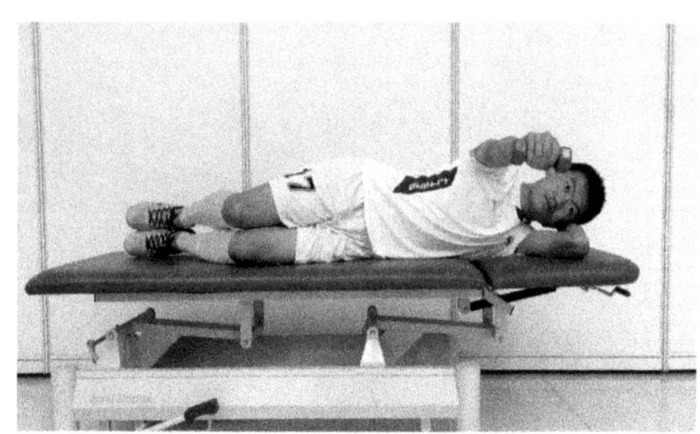

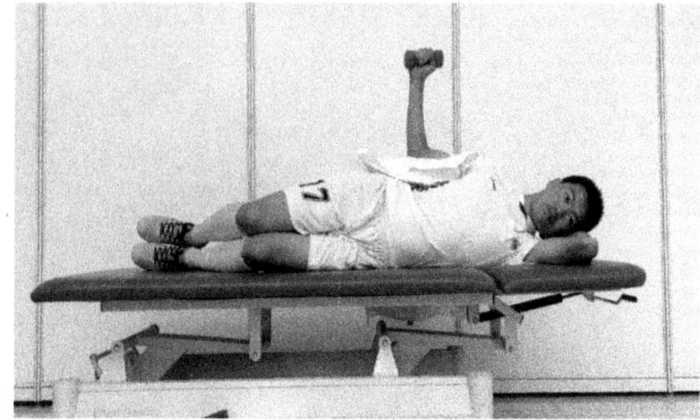

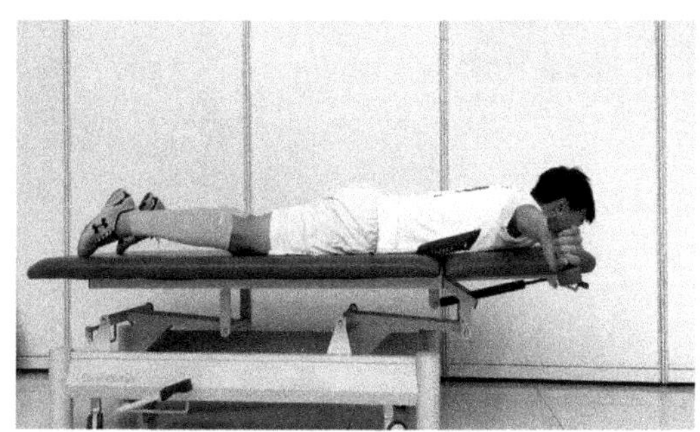

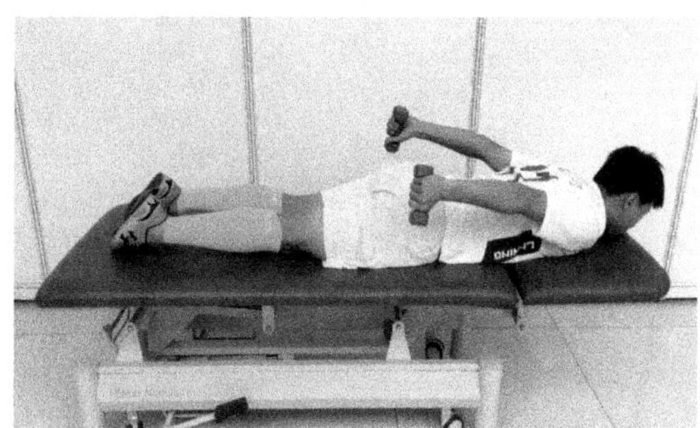

图2-4　肩关节卧位力量练习（哑铃）

2.肩关节中立位内外旋练习

身体保持正直，肩关节内外旋，可配合使用弹力带。（图2-5）

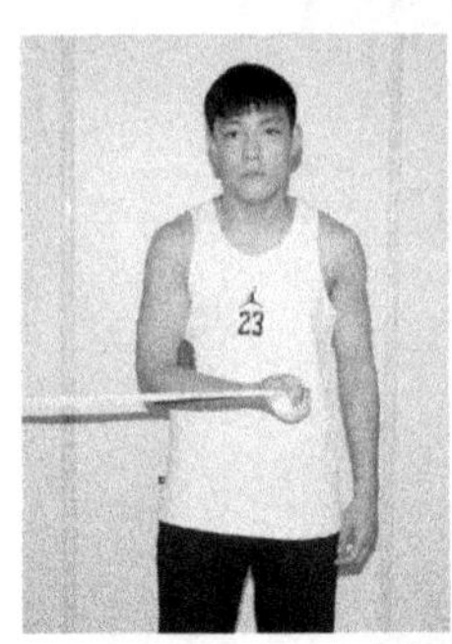
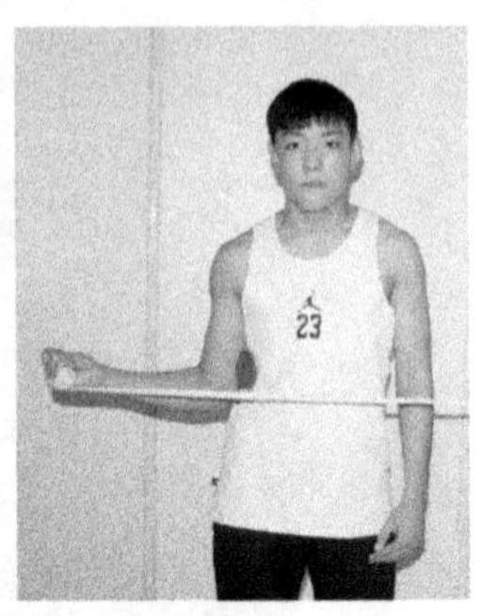
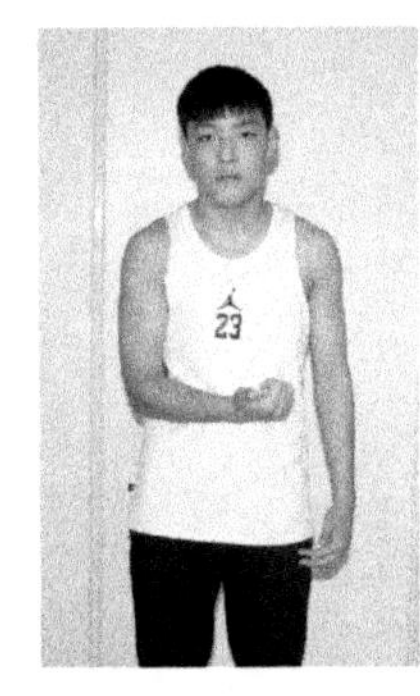
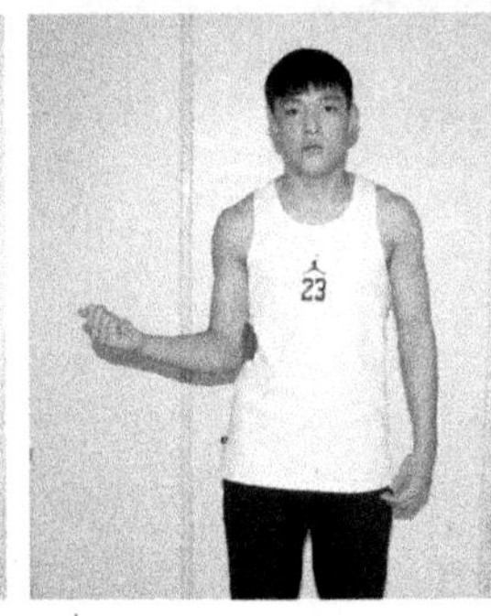
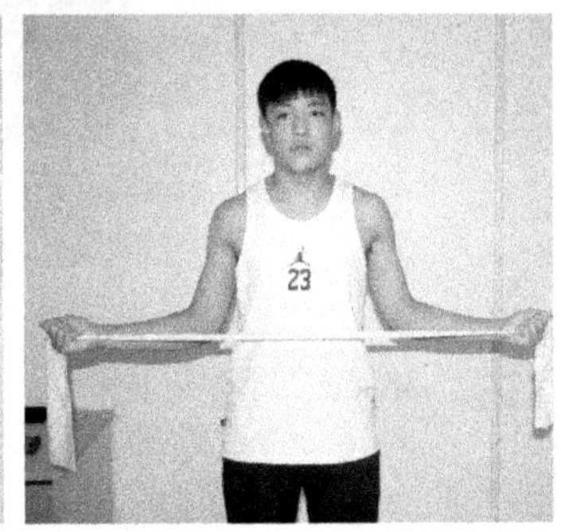

图2-5 肩关节内外旋练习（徒手及弹力带）

3. 本体感觉神经肌肉促进法（PNF）练习（图2-6）

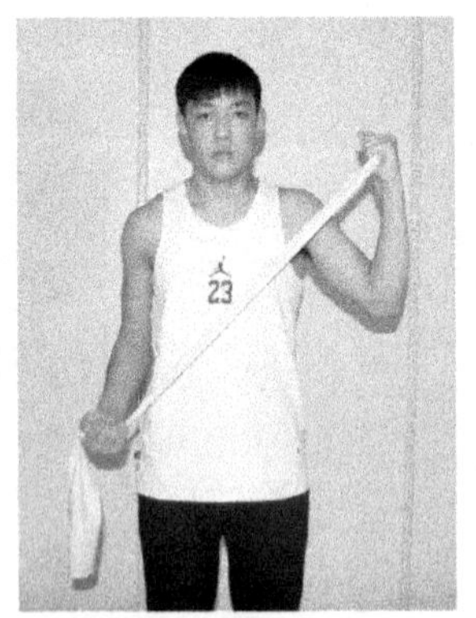
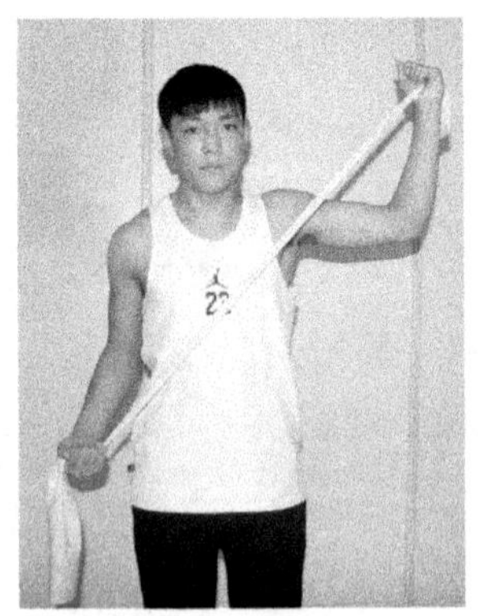

图2-6 PNF练习

4.闭链瑞士球稳定性训练

双脚并拢，收腹，双臂伸直支撑在弹力球上，保持躯干挺直，维持动作一定时间，旁人进行保护和动作的纠正（图2-7）。

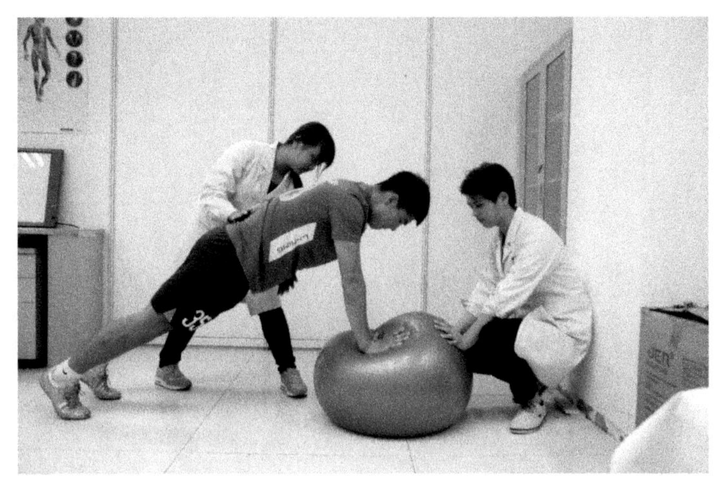

图2-7 闭链稳定性练习（瑞士球）

二、手与腕部

（一）解剖结构

腕骨是短骨，位于手骨的近侧部，共有8块，分为两列，每列各4块，均以其形状命名。近侧列由桡侧向尺侧依次是舟骨、月骨、三角骨和豌豆骨；远侧列为大多角骨、小多角骨、头状骨和钩骨。舟骨是近侧列腕骨中最大的，向近侧略凸弯，呈舟状，其掌侧面粗糙而凹陷；外侧有一结节，称为舟骨结节，为腕横韧带与拇短展肌的附着部。大多角骨的远侧面有鞍状关节面，与第1掌骨底的鞍状关节面相关节。近侧列腕骨（除豌豆骨外）的近侧面共同形成一椭圆形的关节面，与桡骨的腕关节面相对构成桡腕关节。腕骨的各骨之间的相对面以及与桡骨和掌骨的邻接面，都有关节面，分别构成不同的关节。

8块腕骨虽借关节和韧带连结构成一个整体，但并不处于同一额状面上，背侧面凸隆，而掌侧面凹隐，叫做腕骨沟。沟的外侧界为腕桡侧隆起，由舟骨结节和大多角骨构成；沟的内侧界为腕尺侧隆起，由豌豆骨和钩骨钩构成。腕骨沟的上方由于腕横韧带跨过，而形成一管，称为腕管，内有屈指肌腱及神经血管等通过。

腕骨与掌骨基底部组成掌腕关节，属微动关节。掌骨头与近侧指骨基底组成掌指关节，两侧有桡侧及尺侧副韧带加强。除拇指为两节指骨外，Ⅱ--Ⅴ指骨有3节指骨，只能屈伸，不能做侧向及旋转运动，有侧副韧带加强。（图2-8）

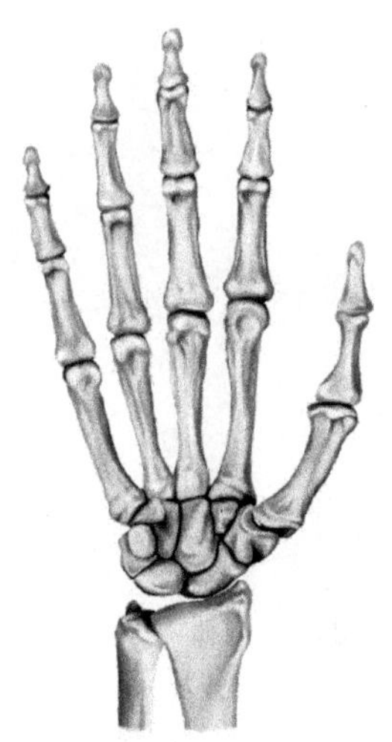
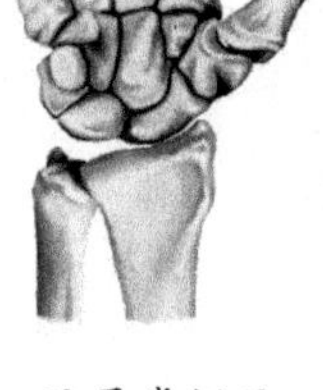
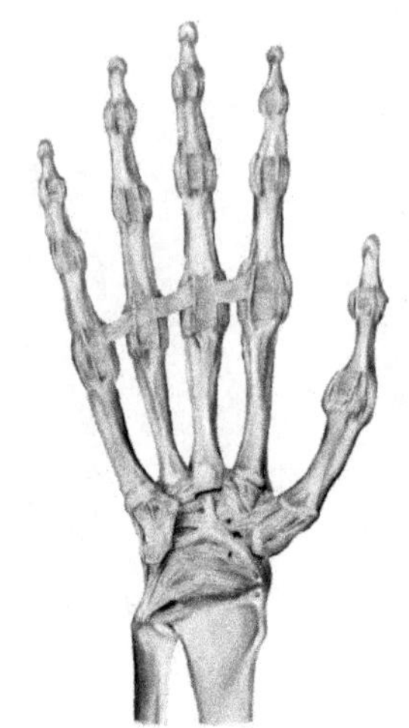

腕骨掌侧面　　　　掌指与指间韧带

图2-8 手与腕部

（二）常见损伤

腕关节的活动相当复杂、精细，因此也极易受伤，足球运动中，守门员常常需要手腕的灵活配合，如果跌倒时用手撑地或肩部直接着地时，最容易发生上肢损伤。落地和扑救时，如果用力不当，手与腕就会受伤，轻则红肿疼痛，重则拉伤韧带或骨折。

1.舟状骨骨折（图2-9）

损伤机制：当前臂旋前，腕关节背伸，手掌部着地跌倒受伤。多数发生在足球守门员扑救倒地，手掌支撑的本能保护动作。

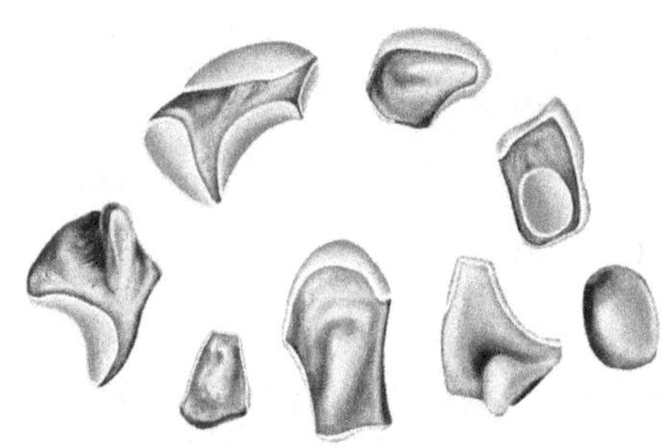

腕骨解剖结构

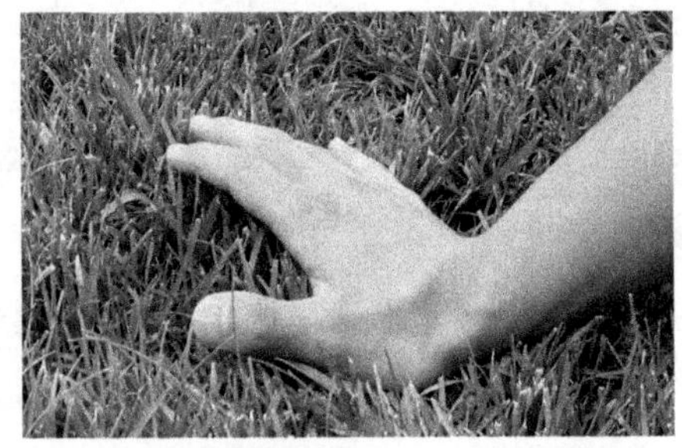

舟状骨骨折常见动作

图2-9 舟状骨

症状：疼痛主要位于腕关节的桡侧，疼痛程度很不一致，多数病例疼痛轻微，检查时可见解剖“鼻烟壶”肿胀，有时仅表现为较健侧稍为饱满，直接压痛及间接挤压痛为主要体征。有时患者甚至记不起外伤史，容易误诊、漏诊。

治疗：早期诊断出的新鲜骨折都应进行固定治疗，保守治疗效果可靠，没有进行手术内固定的必要。

2.指间关节扭挫伤

损伤机制：指间关节两侧有侧副韧带，关节屈曲时侧副韧带松弛，伸直时韧带紧张，当球速过快、力量过大时，手指强烈快速向侧方偏曲或过伸，而韧带没活动开、来不及反应，造成韧带压迫性损伤。特别是守门员扑救大力射门时最容易韧带损伤。

症状：患者常可自行复位矫正，但由于关节表浅、缺乏结缔组织，故肿胀明显，且经久不易消失。

治疗：单纯关节扭挫伤可用粘膏支持带保护固定，48小时后开始屈伸活动。指间关节稍有肿胀及侧方活动时，宜采用铝制夹板将指屈曲固定3周，然后练习活动。

（三）手与腕的康复训练方法

前期：进行制动、冰敷，避免手法治疗。

中期：可进行受伤关节临近关节的活动，对受伤关节外敷药、热敷、吃消炎药，不严重可进行保守治疗，严重者则进行手术治疗。

后期：进行康复训练，主要加强手腕部的肌肉力量、柔韧性。

1. 掌指关节抓握练习

五指全掌抓握和大拇指抓握弹力球、毛巾或握力器。（图2–10）

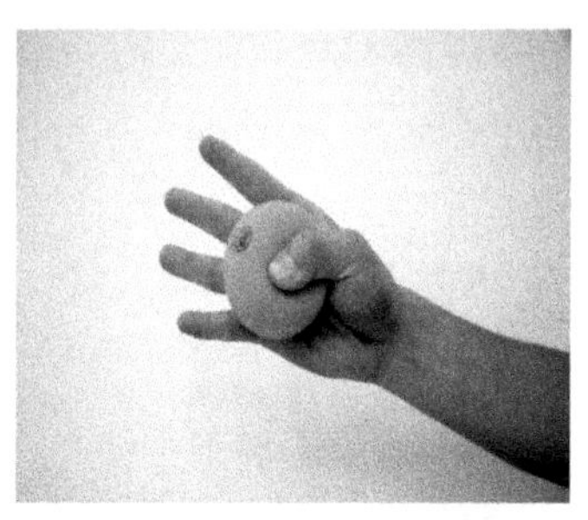
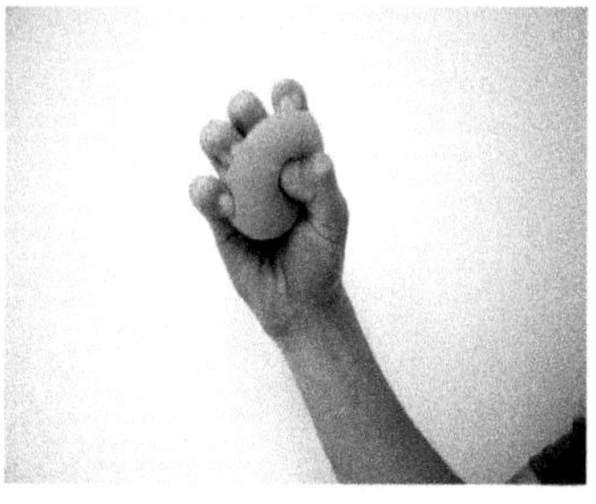
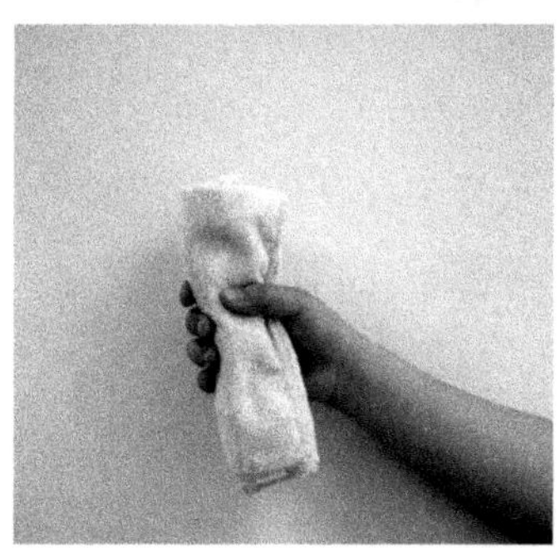
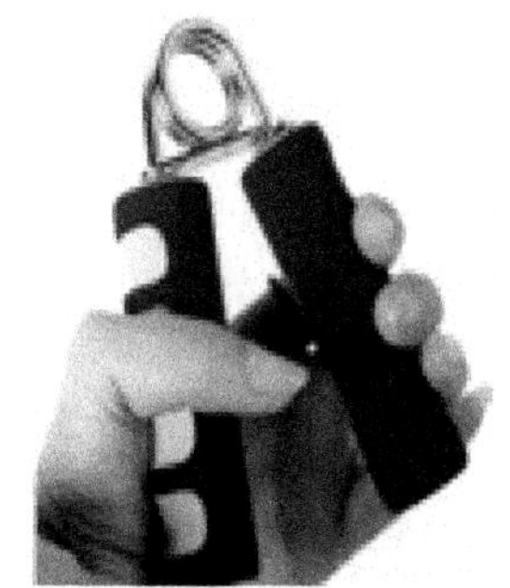

图2–10　掌指关节抓握练习

2. 掌指关节屈伸练习

反复进行握拳→展开→握拳。（图2-11）

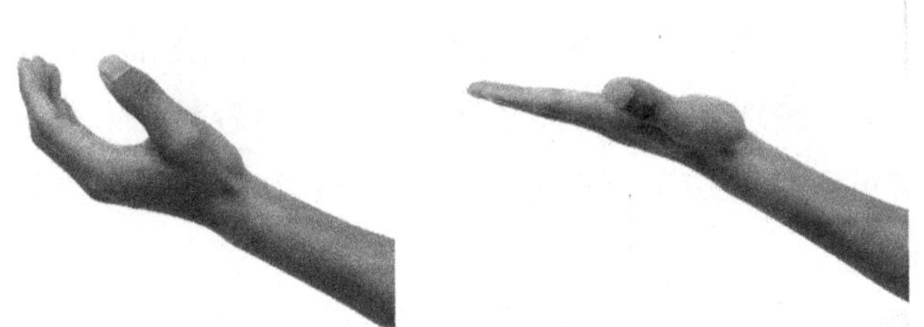

图2-11 掌指关节屈伸练习

3. 手腕的屈伸练习

腕力器负重腕屈伸。（图2-12）

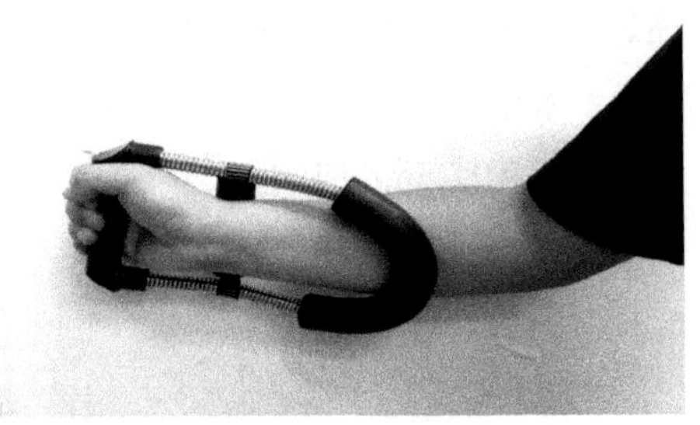

图2-12 手腕屈伸练习

第三节 腰部损伤

一、解剖结构

腰部是脊柱运动中负重大、活动多的部位，为身体活动的枢纽。腰部的肌肉主要有竖脊肌、腰方肌、腰大肌等。竖脊肌位于躯干背面，骶骨到枕骨，纵裂于棘突的两侧，是强大的脊柱背伸肌；腰方肌位于腰椎外侧，在第12肋骨与髂嵴之间，有使脊柱侧弯的作用；腰大肌位于腰方肌的前面，胸12和腰部椎体的两侧，有使脊柱屈曲的作用。

腰背筋膜分为前、中、后三层。前层覆盖于腰方肌的前面；中层位于骶棘肌与腰方肌之间，附着于腰椎横突、髂嵴与第12肋之间；后层向上与项部深筋膜相连接，向下附着于骶外侧嵴，内侧附于腰椎棘突和棘间韧带。前、中、后三层在骶棘肌的外侧缘相融合，成为较厚的腰背筋膜，并向腹侧形成腹横筋膜。（图2-13）

各椎骨的棘突由棘上韧带和棘间韧带连接，形成韧带联合，其有限制脊柱过度前屈的作用。

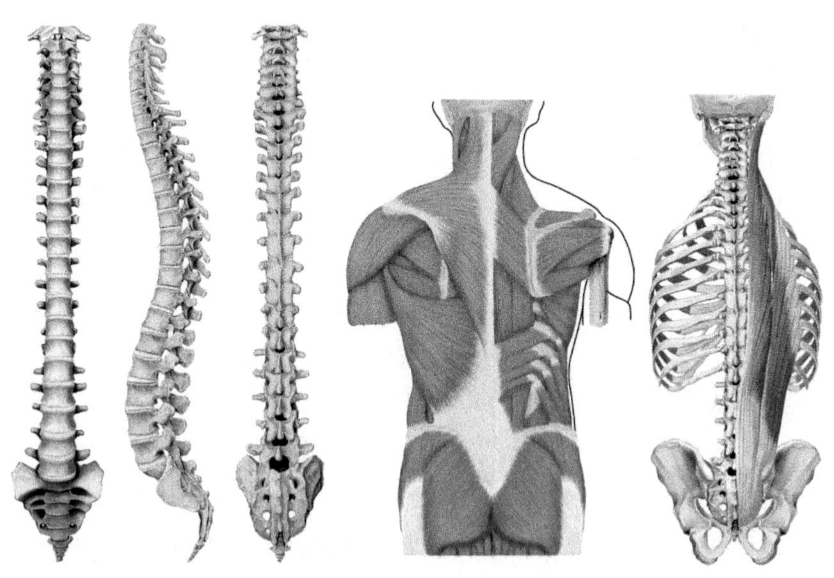

图2-13 腰部解剖结构

二、常见损伤

一般来说，足球运动所致的腰痛，可能是肌肉的问题，也有可能是椎骨或椎间盘的问题。所以，要将足球运动中常见的肌肉拉伤或劳损与后两种严重的病症区别开来。本书主要介绍腰肌劳损和急性腰扭伤。

（一）腰肌劳损

损伤机制： 长期反复的过度腰部运动及过度负荷，均可使腰肌长期处于高张力状态，久而久之可导致慢性腰肌劳损。慢性腰肌劳损与气候、环境条件也有一定关系，气温过低或湿度太大都可促发或加重腰肌劳损。

主要症状：

1.腰部酸痛或胀痛，部分刺痛或灼痛。

2.劳累时加重，休息时减轻；适当活动和经常改变体位时减轻，活动过度又加重。

3.不能坚持弯腰工作，常被迫时时伸腰或以拳头击腰部以缓解疼痛。

4.腰部有压痛点，多在腰3、4、5两侧骶棘肌处或腰椎横突处。（图2-14）

5.腰部外形及活动多无异常，也无明显腰肌痉挛，少数患者腰部活动稍受限。

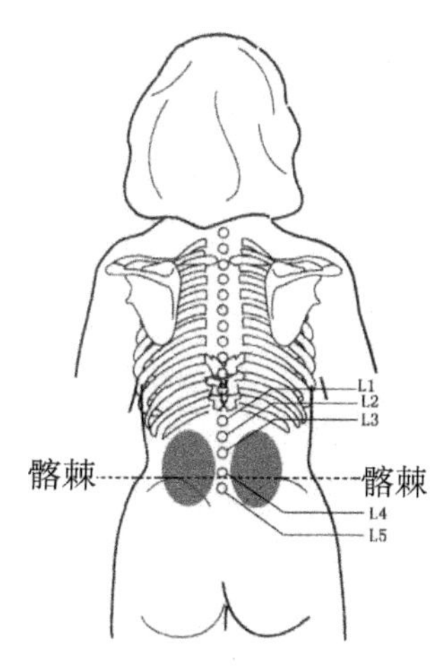

图2-14 腰肌劳损压痛点示意图

（二）急性腰扭伤

损伤机制：在肌肉力量不足、技术动作不合理、准备活动不充分、没有思想准备的情况下，腰部屈伸或扭转发力时突然发生。

常见的类型有腰肌拉伤、棘间韧带捩伤、小关节扭伤、小关节滑膜嵌顿、骶髂关节扭伤。

主要症状：患者伤后立即出现腰部疼痛，呈持续性剧痛，次日可因局部出血、肿胀、腰痛更为严重；也有的只是轻微扭转一下腰部，当时并无明显痛感，但休息后次日感到腰部疼痛。腰部活动受限，不能挺直，俯、仰、扭转感困难，咳嗽、喷嚏、大小便时可使疼痛加剧。站立时往往用手扶住腰部，坐位时用双手撑于椅子，以减轻疼痛。腰肌扭伤后一侧或两侧当即发生疼痛；有时受伤后半天或隔夜才出现疼痛、腰部活动受限，静止时疼痛稍轻、活动或咳嗽时疼痛较甚。检查时局部肌肉紧张、压痛及牵引痛明显，但无淤血现象。

治疗：上述两种腰部损伤的病人一般都应卧床休息，用木板床，腰后垫一小垫子。对于软组织损伤，可以采用针灸治疗，对于关节扭伤、嵌顿，可以采用手法复位。严重的肌肉、筋膜、韧带损伤除应卧床休息1周左右外，还可局部冷敷加压包扎，消肿后或疼痛减轻后采取针灸、按摩、理疗等治疗手段。

三、腰部损伤的康复训练方法

一般轻伤可以进行腰部功能和力量训练，严重者停训1周，第2周开始腰部功能和力量训练，症状消失后逐步恢复正常训练。损伤基本愈合后，可逐渐开始腰背肌功能锻炼，首先从静止状态的肌肉主动收缩开始，无明显疼痛后再增加运动量，以恢复腰部肌肉力量。另外久坐或久站的人也应加强腰背肌锻炼。

（一）桥式运动

腹桥、背桥、侧桥。（图2-15）

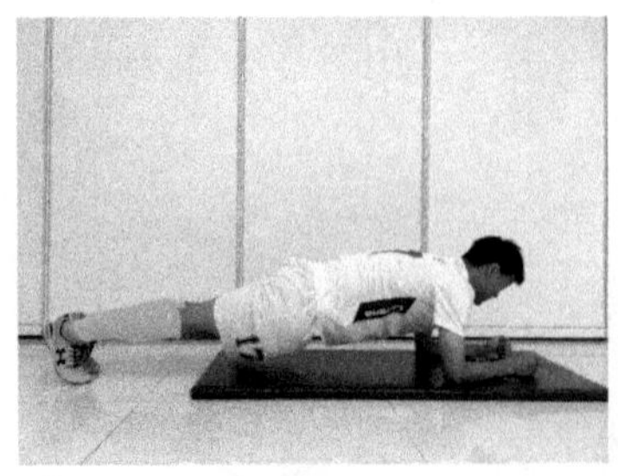

腹桥

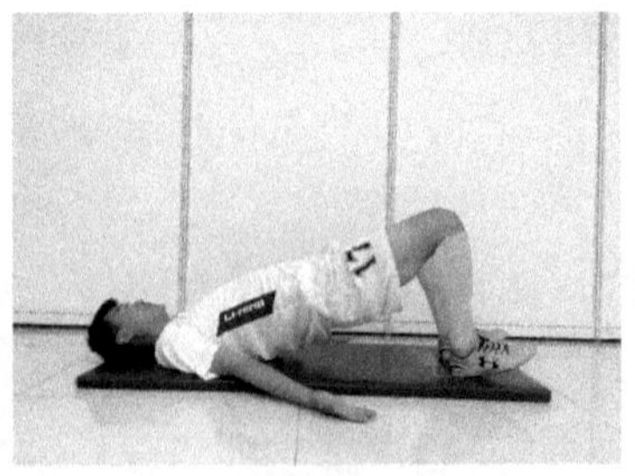

背桥

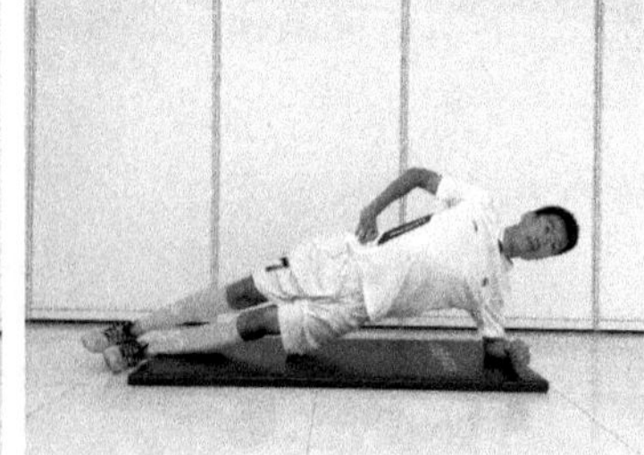

侧桥

图2-15 桥式运动

（二）俯卧位挺身

下肢保持不动，上身向后上挺身（图2-16）。

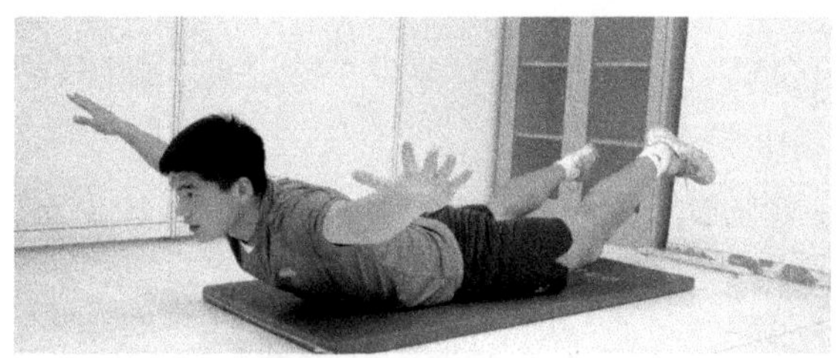

图2-16 俯卧位挺身

（三）腰部回旋运动

双足分开与肩同宽站立，双手叉腰，腰部作顺时针及逆时针方向交替旋转，旋转由慢到快，幅度由小到大，反复进行。（图2-17）

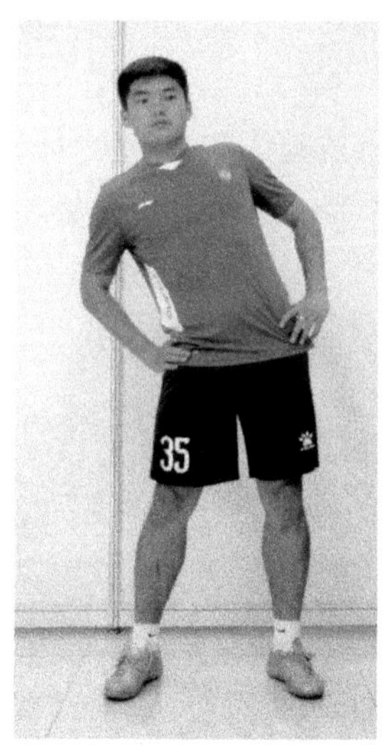

图2-17 腰部回旋

（四）动态躯干伸展

俯卧姿势，手臂在两侧，后缩肩胛骨并抬起头、颈部和胸廓。（图2-18）

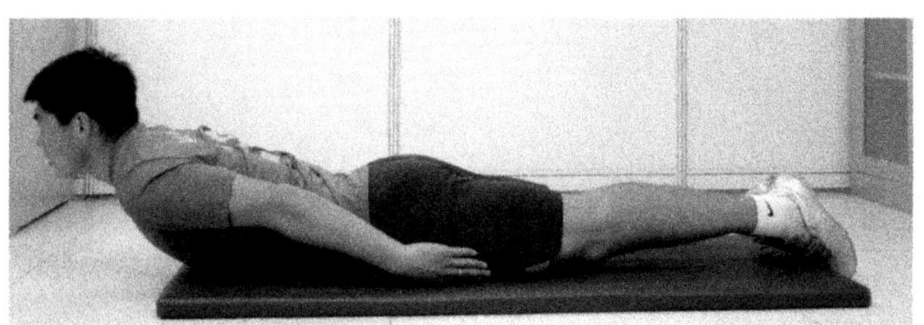

图2-18 动态躯干伸展

（五）躯干活动拉伸

双手前伸 ，以核心区域为支点，收缩肩胛骨并抬起头、颈部、上肢、胸廓和下肢，注意避免拉伸和腰椎旋转。（图2-19）

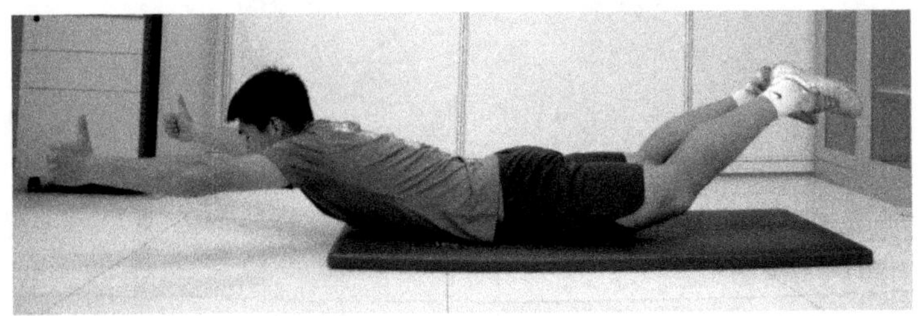

图2-19 躯干活动拉伸

（六）仰卧双足支撑顶髋

开始在仰卧位，屈髋屈膝踩在体操球上，抬起臀部，通过双脚推动体操球向脚的延长线方向移动，至髋、膝完全伸展，保持平衡，注意避免腰椎旋转。（图2-20）

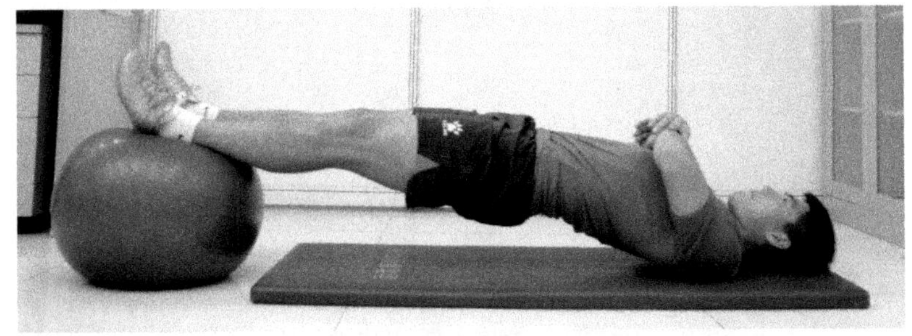

图2-20 仰卧双足支撑顶髋

第四节　下肢损伤

一、膝关节

（一）解剖结构

膝关节是人体最复杂的关节之一。膝关节由股骨、胫骨、髌骨、腓骨构成。膝关节的主要功能为屈、伸运动，在半屈或屈曲90° 时有轻微的旋转运动。膝关节周围的肌肉和肌腱，内、外侧副韧带，前、后交叉韧带以及内、外半月板等结构，共同维持膝关节的稳定性（图2-21膝关节的结构；图2-22右膝关节半月板）。膝关节内任何结构的损伤，都会影响膝关节的整体功能。膝关节易损伤韧带有四条：内侧副韧带（MCL）、外侧副韧带（LCL）、前交叉韧带（ACL）、后交叉韧带（PCL）。侧副韧带从冠状面加固膝关节，交叉韧带（前交叉韧带和后交叉韧带）从矢状面加固膝关节。内侧副韧带有两束不同的纤维束，一纵一斜。纵向排列的纤维束起于股骨髁，向下延伸至鹅足肌腱的后方，附着于胫骨内侧边缘。倾斜排列的纤维束位于纵向纤维束的后方，并且在股骨髁上有共同的止点。这些纤维止于胫骨后内侧方的关节面的下方。内侧关节囊复合结构能防止膝过度外翻。在外翻应力作用下，内侧副韧带浅层最容易遭到损伤，纤维在膝关节伸直时紧张，在屈曲时放松。胫骨做内旋运动时，纤维处于垂直放松位，而做外旋运动时，纤维是倾斜紧张的。交叉韧带交叉穿过膝的中心，并以它们在胫骨上的附着位置而得名。前交叉韧带由前方起自股骨，止于胫骨；后交叉韧带则由后方起自股骨，止于胫骨。前交叉韧带附着于股骨外侧髁，并斜向前内下止于胫骨髁间嵴。胫骨髁间嵴止点与内侧半月板前角相连。在膝关节的整个活动范围内，前交叉韧带紧张的部分是变化的。屈膝时前内束紧张，而伸膝时较大的后外束紧张。这条韧带平均长4cm，中段厚1cm。前交叉韧带的主要功能是尽量减少胫骨向前移动以及阻止胫骨的内旋，这也恰恰是此韧带的损伤机制。

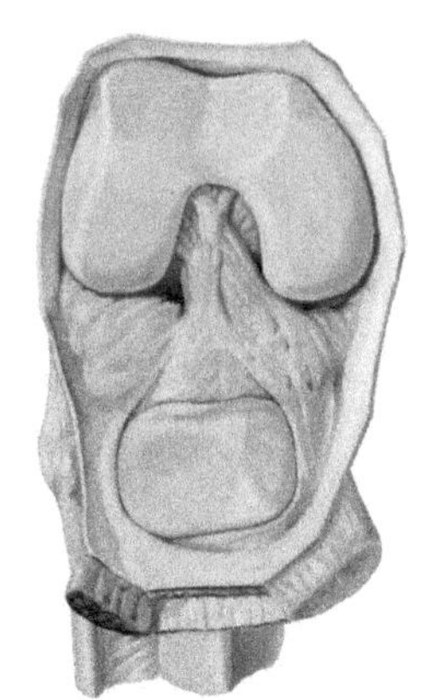
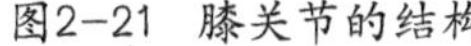

图2-21 膝关节的结构

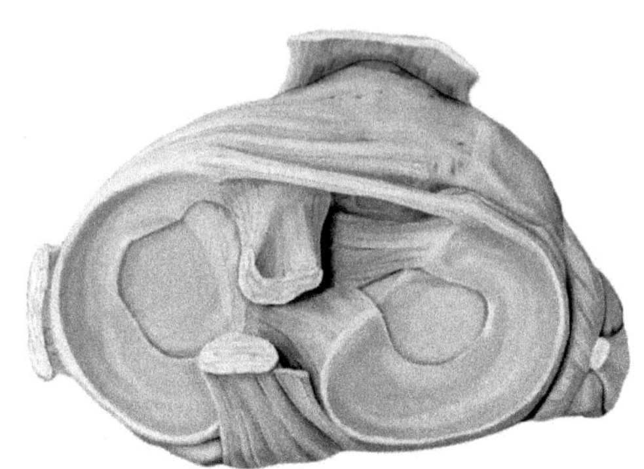

图2-22 右膝关节半月板

膝关节的结构本身存在着损伤的潜在因素，如膝关节上下杠杆长，周围保护的肌肉少，屈曲时由于两侧的副韧带放松，关节的稳定性下降等等；分析足球运动特点可以发现，奔跑、起跳、屈伸、扭转，大量的足球技术动作都与膝关节密切相关，这势必导致膝关节局部负担过重。因而，膝关节是较容易发生运动损伤的关节。另外，如果训练安排不合理，训练方法单一，极易导致膝部的过用性损伤。

（二）膝关节常见损伤

1.髌骨劳损

髌骨劳损亦称髌骨软化、髌骨软骨病、髌骨软骨软化症、髌骨软骨炎，是指髌骨软骨面及其相对的关节软骨面因慢性损伤后，而形成髌骨骨关节炎症的一种退行性疾病，是膝部常见运动损伤。（图2-23）

损伤机制： 由于膝关节经常过分伸屈、超常范围的内外翻，髌骨下面的软骨面与股骨的相应面，长期碰撞挤压致伤。

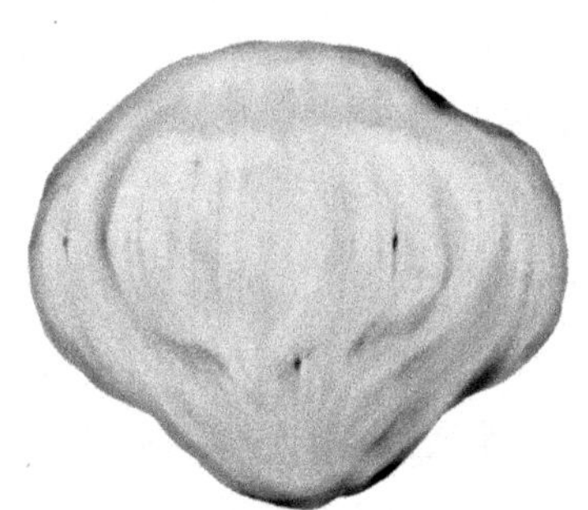
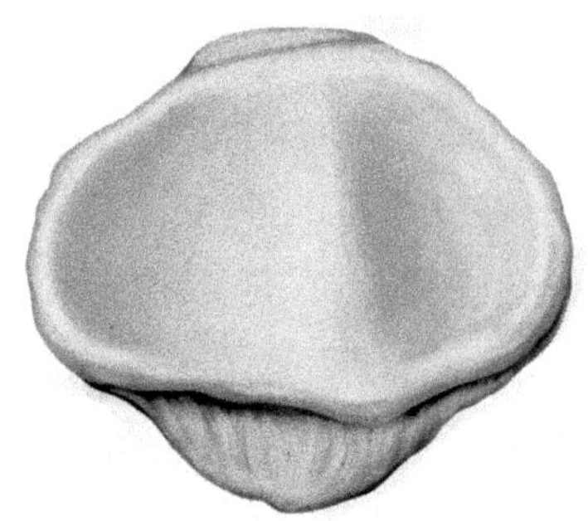

图2-23 髌骨前面观和后面观

症状： 软骨肿胀、龟裂、破碎、侵蚀、 脱落，膝部不适，活动有摩擦感，疼痛水肿，双腿发软等。初期开始活动时局部酸痛，活动后减轻，活动结束经一段休息后又加重，没有明确的固定疼痛部位。时久，则上下楼梯有明显“膝软”的感觉，严重时关节内积液肿胀。单纯髌骨软骨损伤时，可继发滑膜炎而出现关节积液。病程长者，股四头肌萎缩。本病多发生于青壮年。

治疗： 调整训练安排，避免半蹲发力，加强股四头肌力量练习，进行物理治疗，特别是超短波治疗，可注射强的松龙加普鲁卡因封闭，还可贴扎支持带进行保护。

康复训练方法：

（1）运动护具以及肌内效的使用。（图2-24）

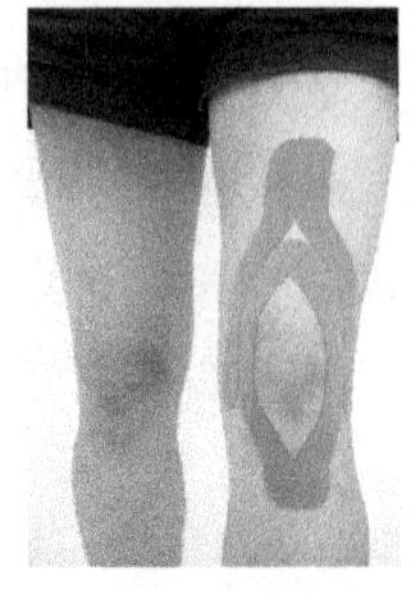

肌内效

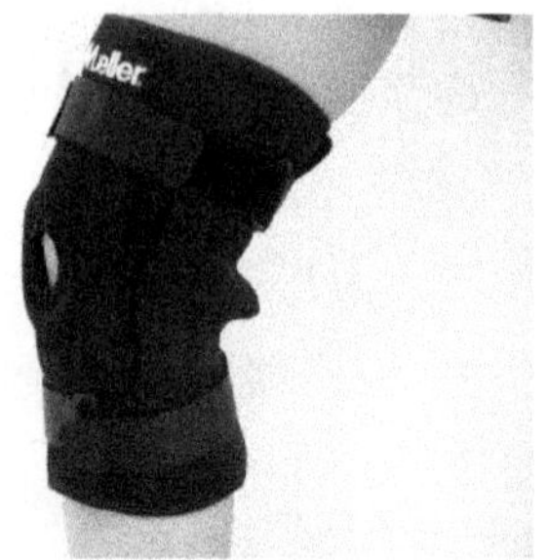

护具

图2-24 运动护具及肌肉内效

（2）进行膝关节周围肌肉（股四头肌，腘绳肌，内收肌等）的力量训练及稳定性练习。

①靠墙静蹲

背部靠在墙上，双脚打开与肩同宽，屈髋屈膝，双膝不超过脚尖，根据个人能力保持一定时间。（图2-25）

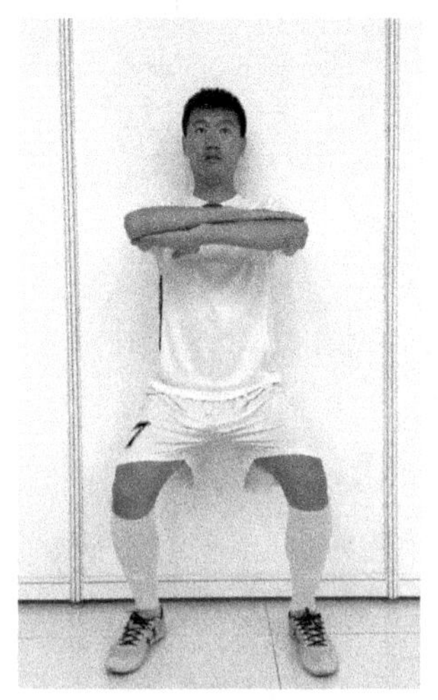

靠墙静蹲（正面）

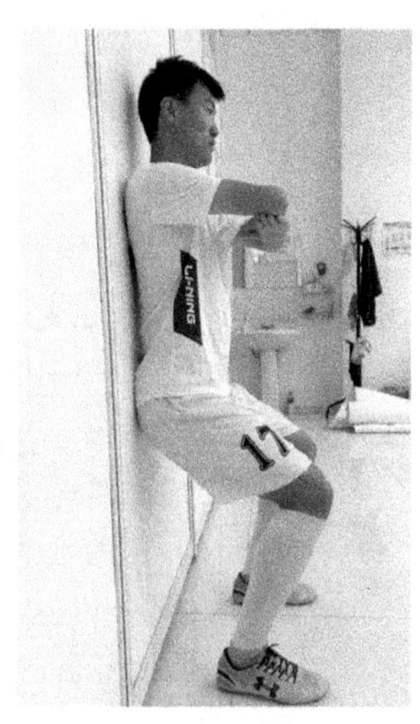

靠墙静蹲（侧面）

图2-25 靠墙静蹲

②单足下蹲

起始动作是屈膝下蹲，然后保持身体稳定的同时，抬起一只脚向身后伸，同时伴有下蹲动作。注意：支撑腿膝关节屈曲程度不要超过脚尖。（图2-26）

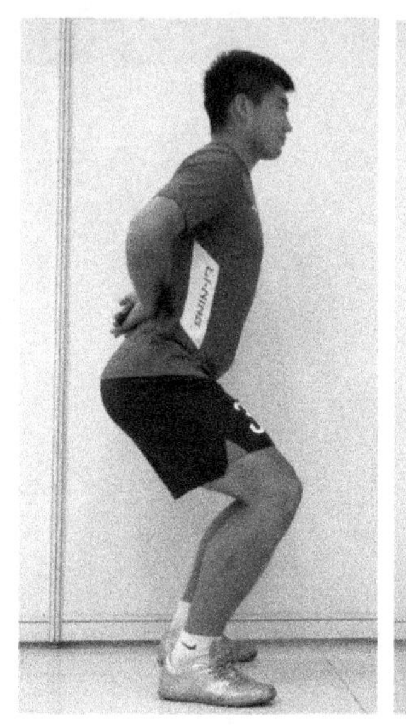

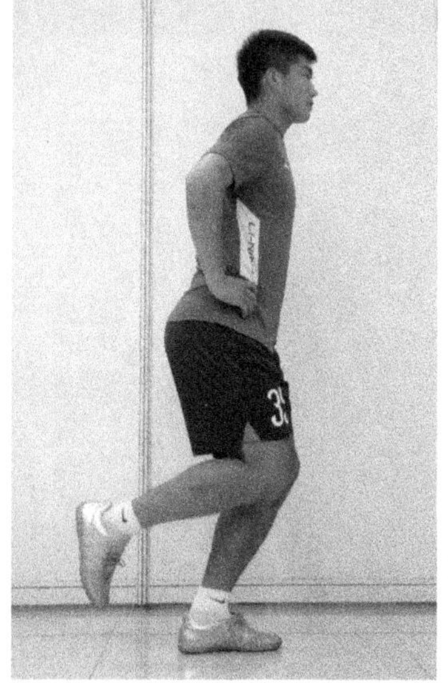

图2-26 单足下蹲

③伸膝训练（向心、离心）

起始腿的位置是屈曲位，然后进行主动的抗阻伸膝（向心过程），伸到终末端后缓慢放回（离心过程）。

注意：由伸直位回到屈曲位要缓慢，要比伸直的过程慢。

进阶增加难度：单腿的膝关节抗阻屈伸练习。（图2-27）

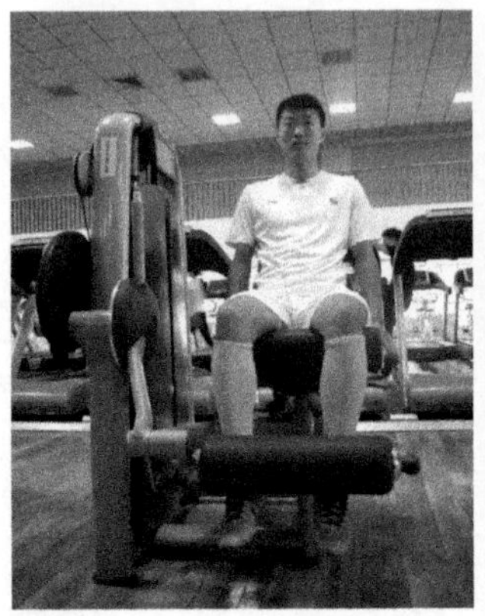
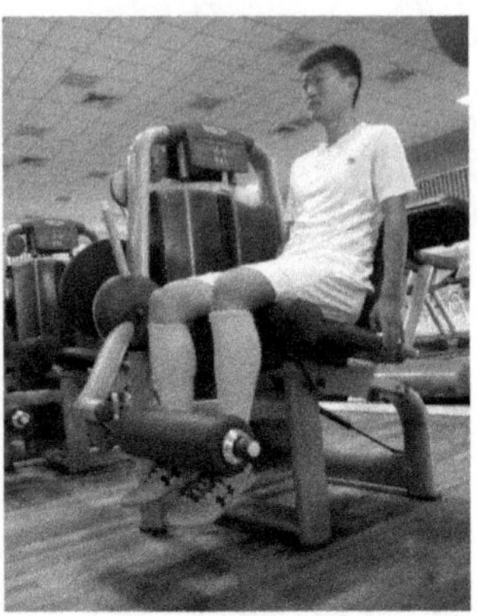

伸膝向心离心模式（正、侧）

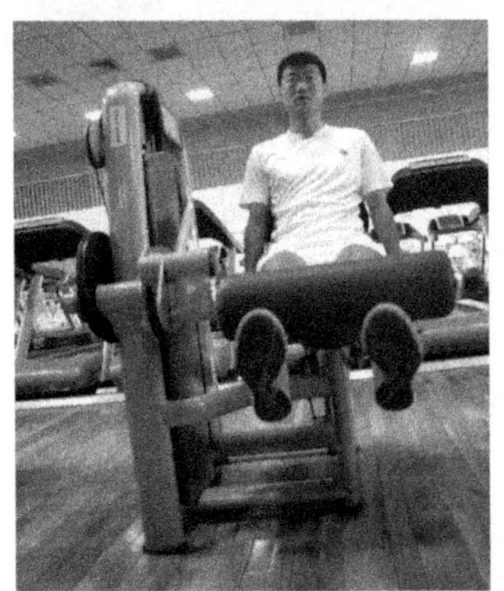
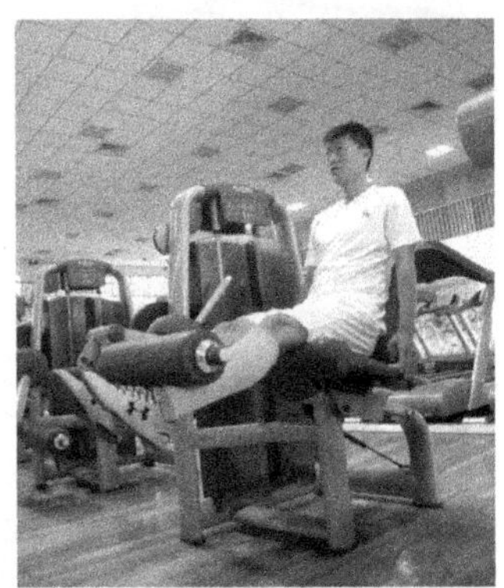

伸膝向心离心模式（正、侧）

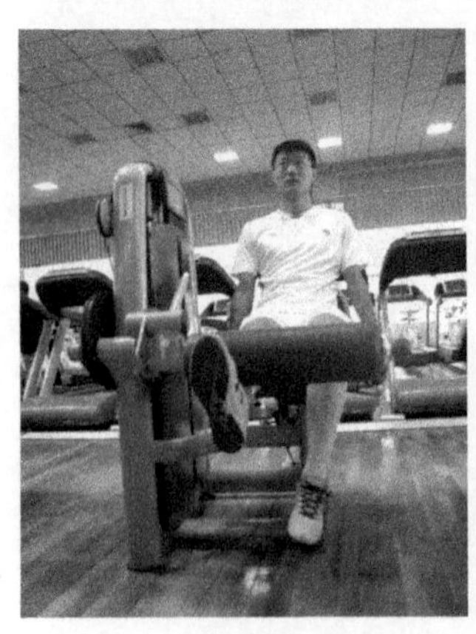
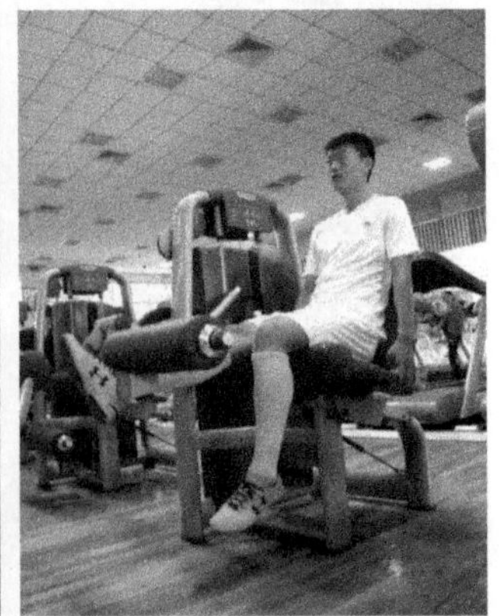

单腿伸膝向心离心模式（正、侧）

图2-27 伸膝训练

④ 深蹲

以身体直立位为起始体位，保持躯干挺直，屈髋屈膝，好像臀部下方有个凳子，要去坐在凳子上的动作。

注意：膝关节屈曲过程中，髌骨不能超过脚尖。

进阶增加难度：负重深蹲——在肩膀上扛杠铃增加负重。（图2-28）

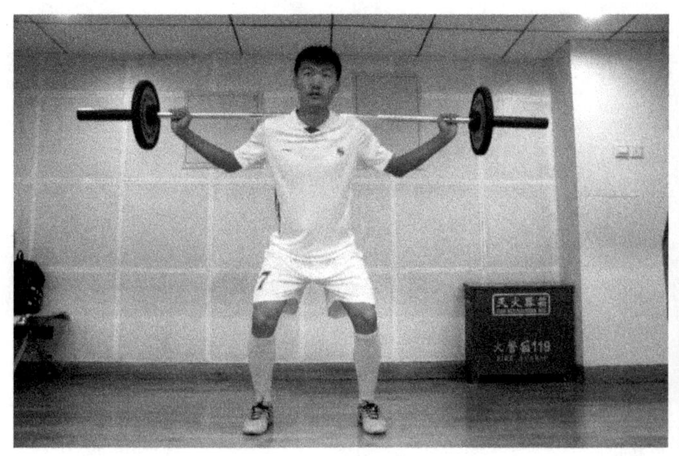

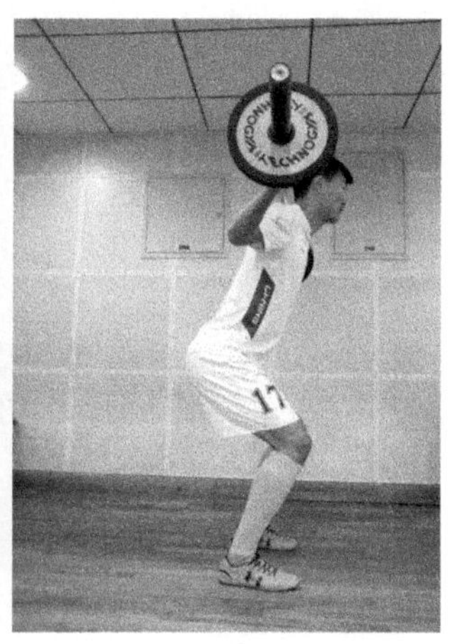

图2-28 负重深蹲（正、侧）

⑤ 剪蹲

以身体直立作为起始体位，单腿向前伸出，屈膝，另一腿伸直，躯干保持挺直，双脚脚尖朝前，下到最低后恢复成直立位，接着进行另一侧的动作。

注意：屈膝的腿，小腿垂直地面，大腿尽可能与地面平行。

进阶增加难度：双手手持适合自己的哑铃，进行负重剪蹲。（图2-29）

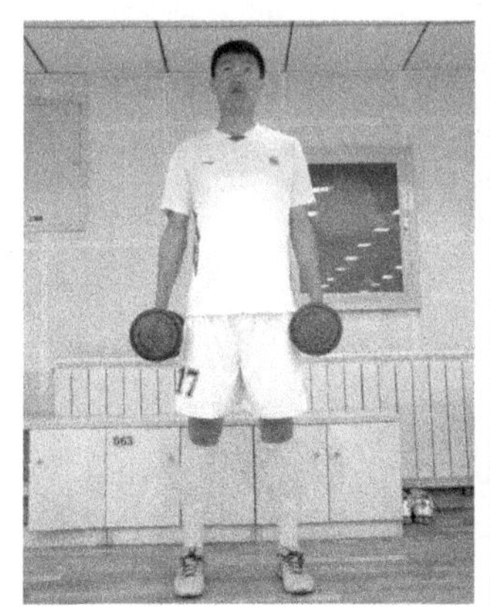

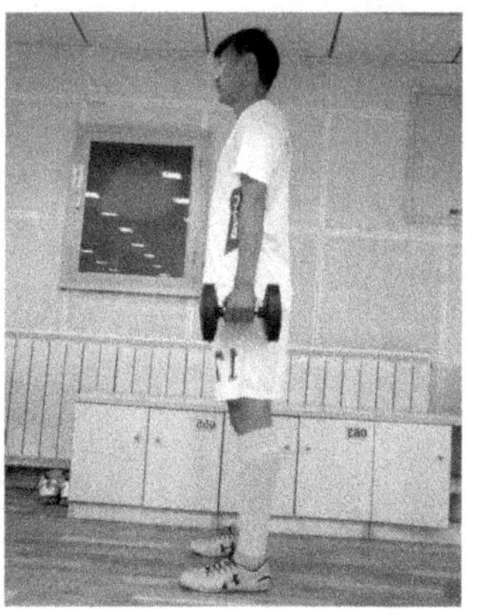

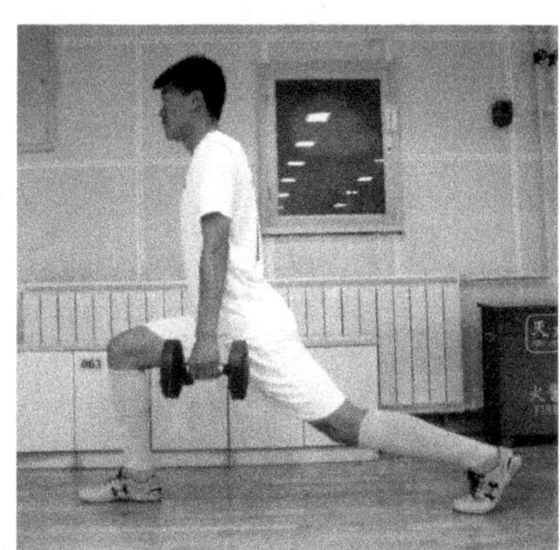

图2-29　剪蹲（正、侧）

⑥ 弹力带训练

将弹力带一端绑在一侧脚腕上，另一端绑在前、后、左、右的方向。调整到适当的弹力带长度、适当的阻力，向着弹力带的反方向进行屈髋、伸髋和大腿的内收、外展练习。（图

2-30）

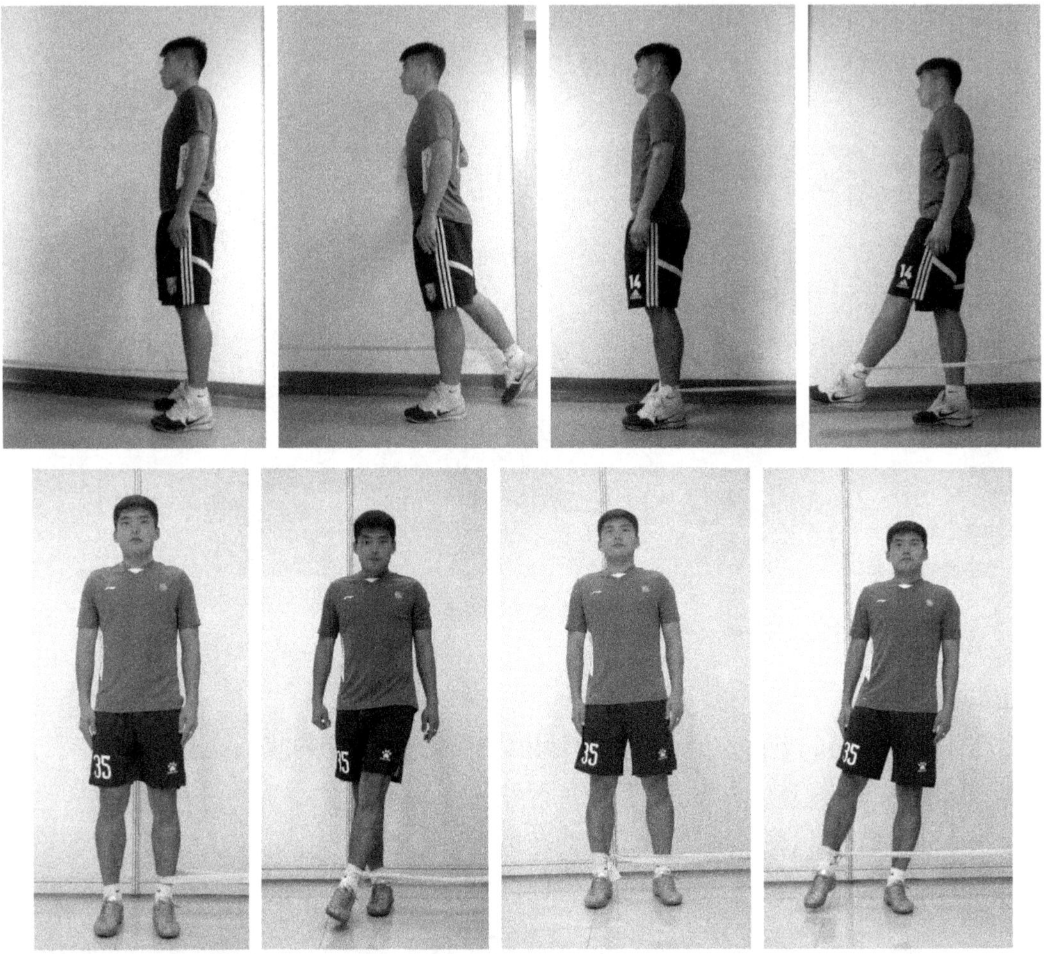

图2-30 弹力带锻炼本体感觉功能

⑦ 单足平衡囊下蹲

单足下蹲的进阶训练，动作要领与单足下蹲一样，但平衡囊的不稳定性增加了训练难度，可进一步提高下肢稳定性，训练过程中最好有同伴保护。（图2-31）

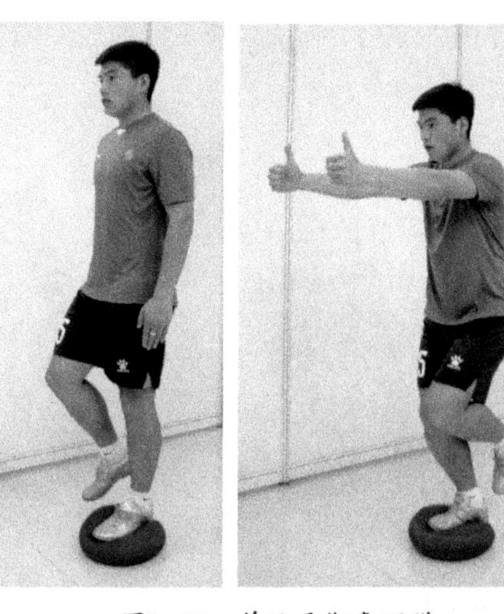

图2-31　单足平衡囊下蹲

⑧ 单足下蹲捡球

单足平衡囊下蹲的进阶动作。在下蹲过程中，抵抗平衡囊不稳定性的同时伸手去抓球，抓起后恢复直立位，然后再下蹲，把球再放回原来的位置。（图2-32）

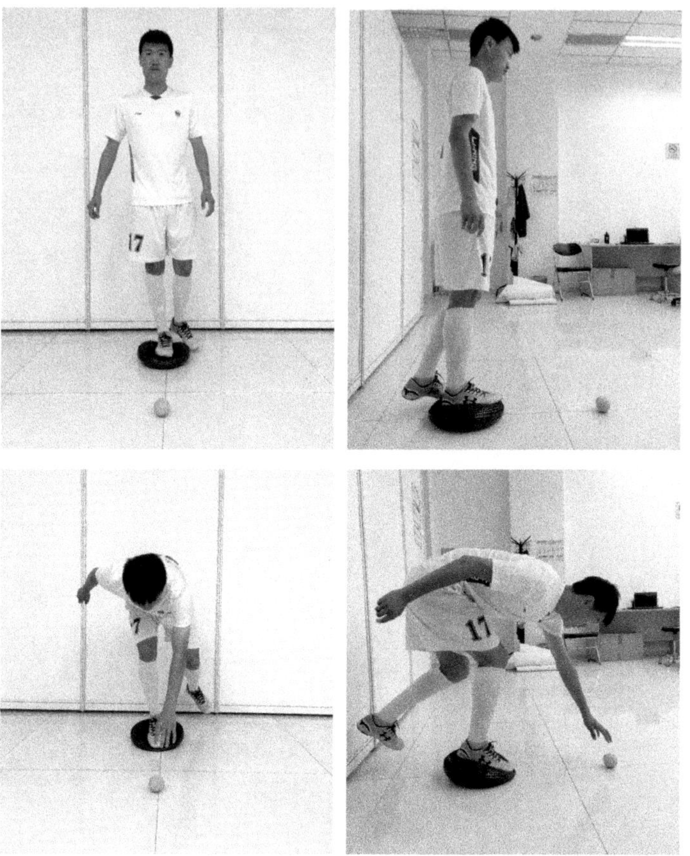

图2-32　单腿平衡囊捡球

2. 膝关节内侧副韧带损伤（图2-33）

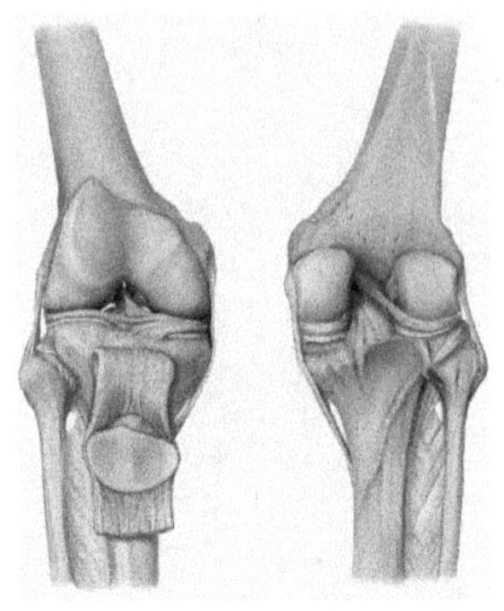

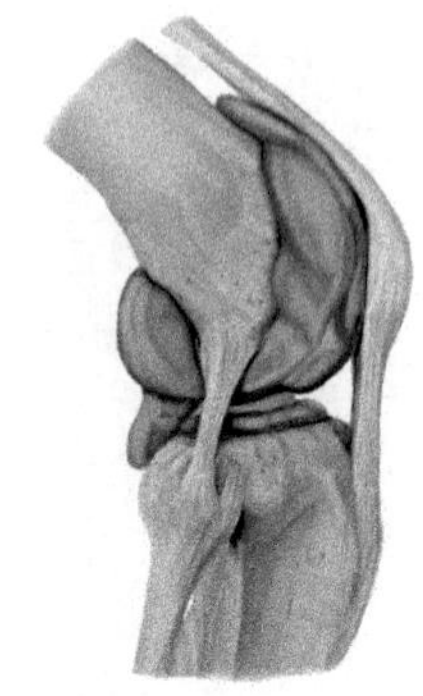

图2-33 膝关节解剖结构

损伤机制：膝关节过度外翻时，被牵拉的韧带超出生理负荷而发生撕裂、断裂等损伤，以膝关节肿胀、疼痛、功能障碍、有压痛点等为主要表现的疾病。常见膝伸直位，膝或腿部外侧受强大暴力打击或重压，使小腿过度外展，内侧副韧带可发生部分或完全断裂。一般内侧副韧带损伤伴随前交叉韧带和内侧半月板同时损伤。

症状：膝关节内侧疼痛、肿胀、明显压痛点，膝关节不稳定且负重时疼痛，膝关节侧扳试验阳性。

治疗：损伤早期主要以冰敷、固定为主，防止继续出血和二次损伤。出血停止，治疗转为热敷、理疗、按摩，促进出血吸收。后期要加强康复训练。如韧带完全断裂需手术缝合治疗。

康复训练方法：

（1）早　期

早期主要为减轻疼痛、肿胀；进行肌力训练，防止肌肉萎缩；辅以理疗，超声波、超短波治疗。

① 踝泵运动（图2-34）

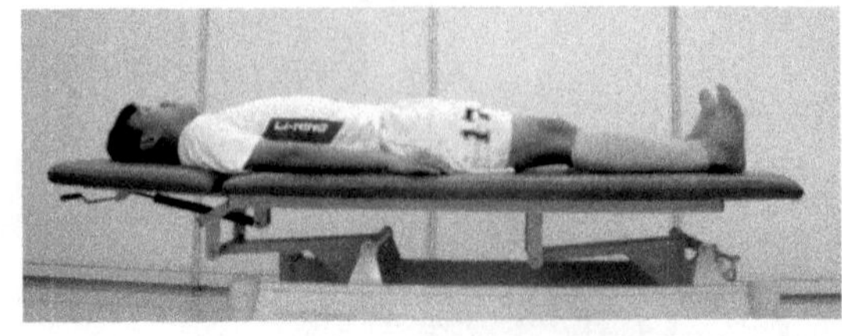

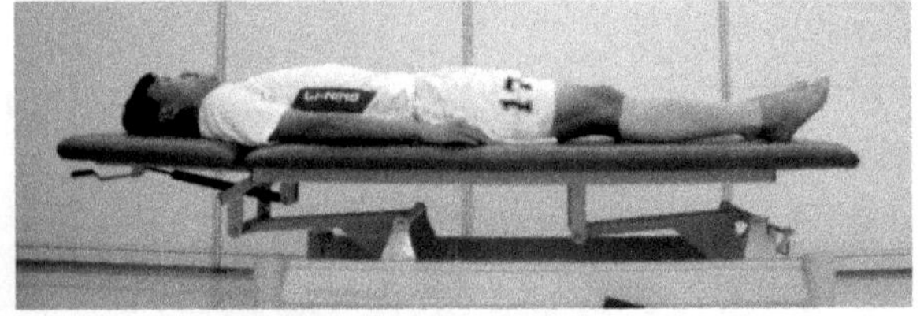

图2-34 踝泵

② 股四头肌等长肌力训练（图2-35）

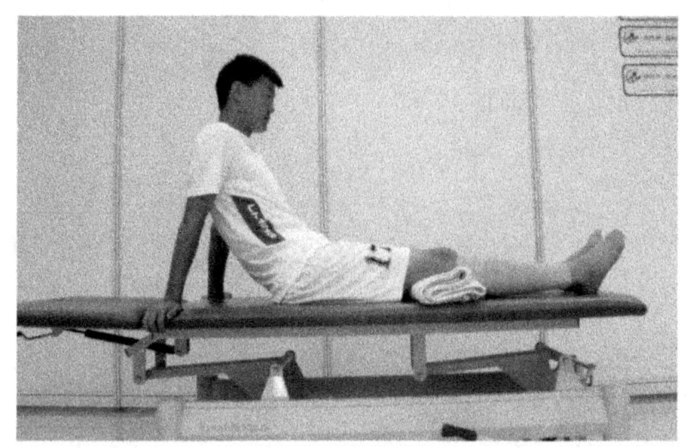

图2-35　股四头肌等长肌力练习

③ 腘绳肌等长肌力训练（图2-36）

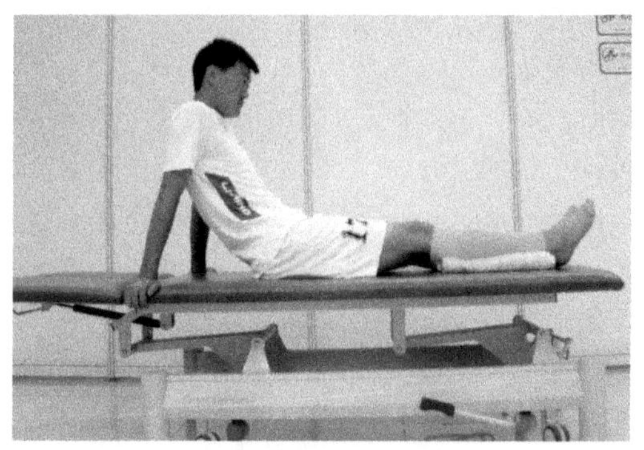

图2-36　腘绳肌等长肌力练习

④ 直腿抬高练习：身体呈仰卧位，双手在身体两侧保持躯干不动，腿伸直，反复抬起单侧腿进行练习。（图2-37）

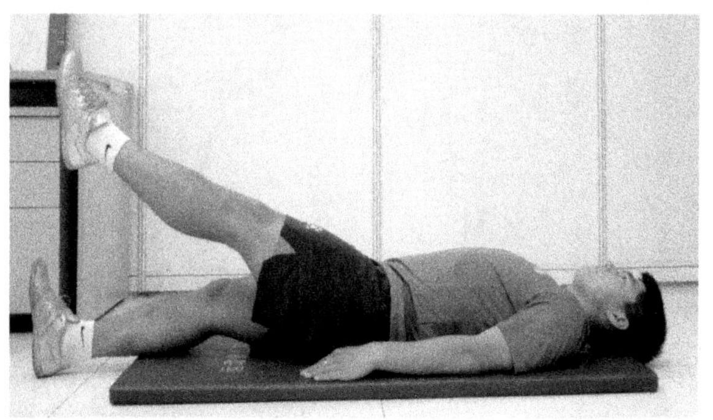

图2-37　直腿抬高

⑤ 侧抬腿练习：身体呈侧卧位，双手维持躯干的稳定。抬上面的腿，开始时先进行抗重力训练，之后可以用沙袋绑腿或用弹力带绑住双脚训练，以增加阻力。（图2-38）

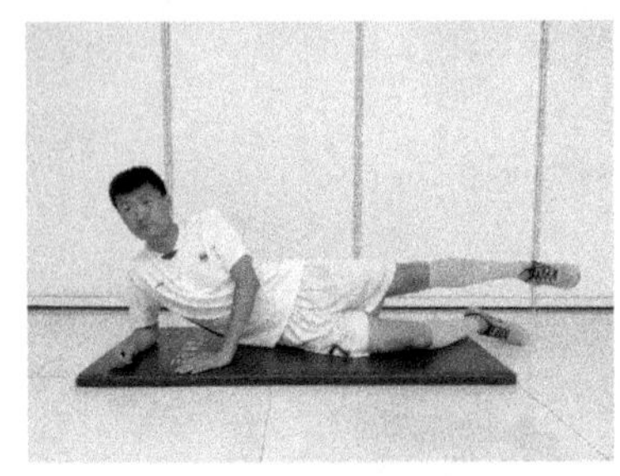

重力

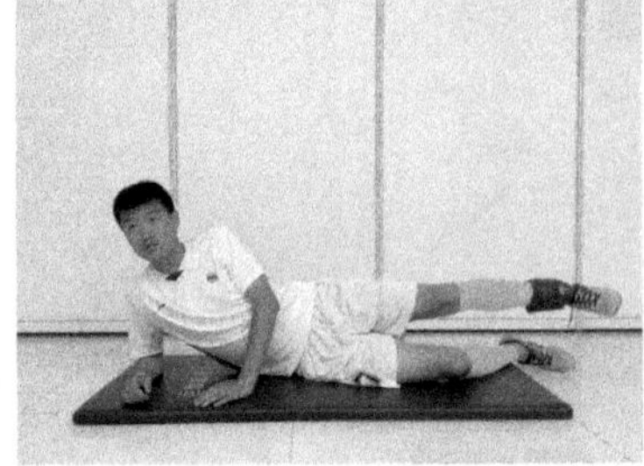

沙袋

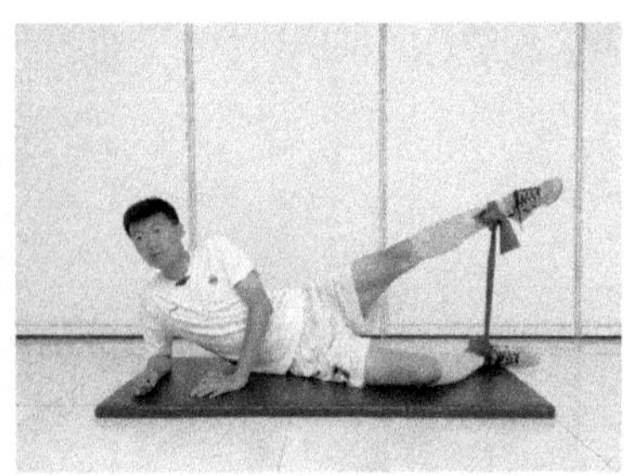

弹力带

图2-38 侧抬腿

⑥ 俯卧后踢腿练习：身体呈俯卧位，将单侧腿抬向高处，向后侧蹬。注意膝关节尽量伸直。（图2-39）

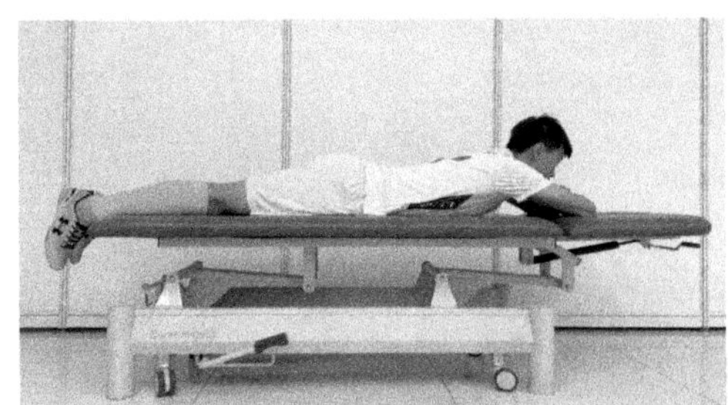

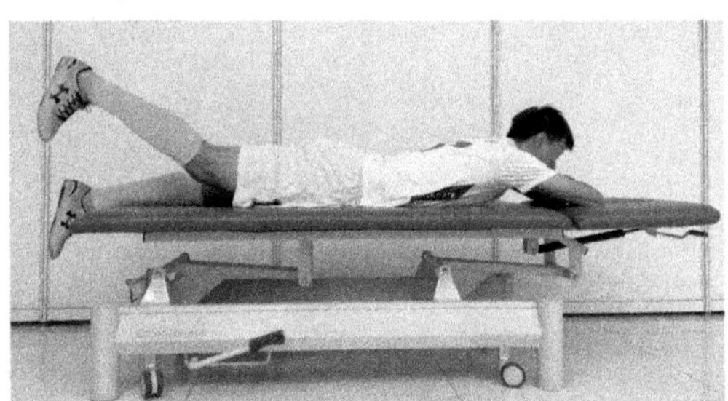

图2-39 俯卧后踢腿

（2）中 期

① 膝关节伸展训练，使膝关节逐步完全伸直。（图2-40）

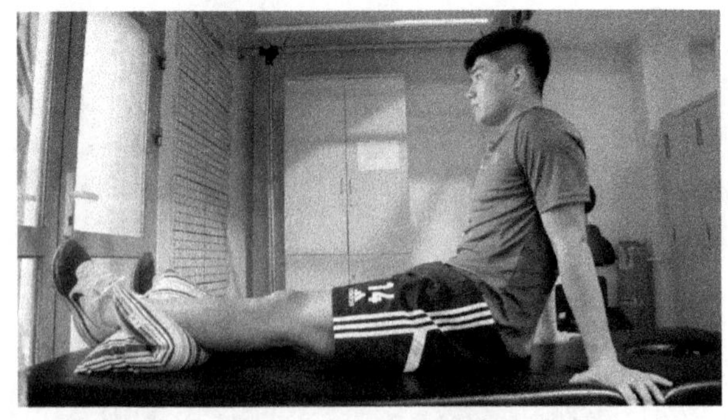

图2-40 膝关节伸展

② 开始主动辅助屈曲练习，屈曲练习在0~60° 范围，如无痛逐步屈曲膝关节至90° 。（图2-41）

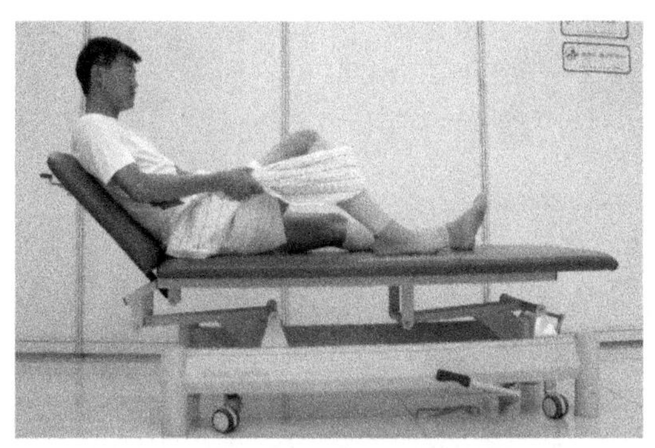

图2-41 主动辅助屈曲

③ 开始负重和重心转移训练，当患侧可以承受50%的体重时，可以在平衡仪上进行平衡功能的训练。

④ 患侧单腿蹲起练习。（图2-42）

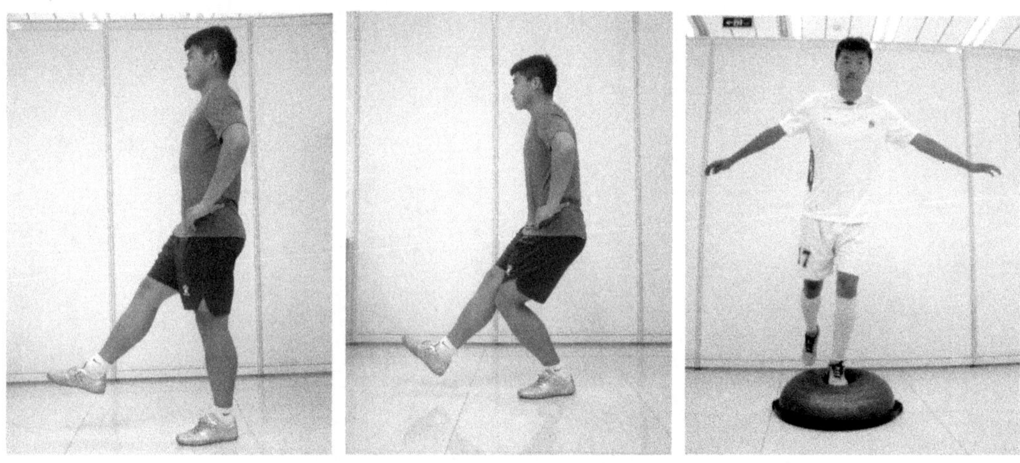

图2-42 单腿蹲起（原地，BOSU球）

（3）后　期

① 上台阶和向前下台阶训练，逐步增加台阶的高度（10cm、15cm、20cm）。（图2-43）

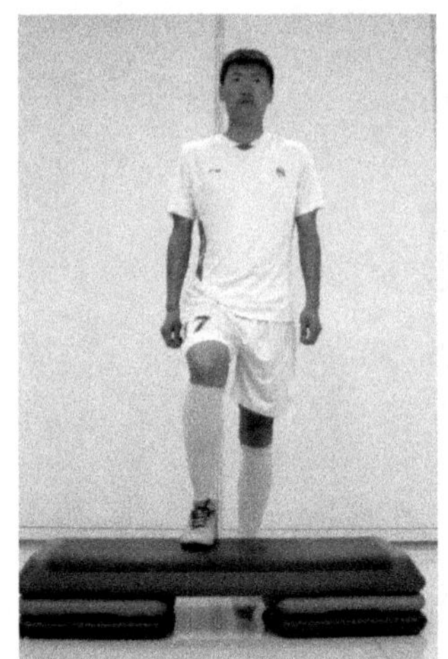
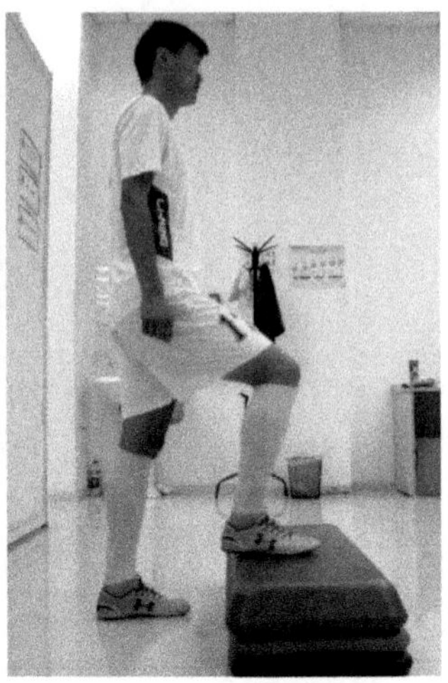

上台阶（正、侧）

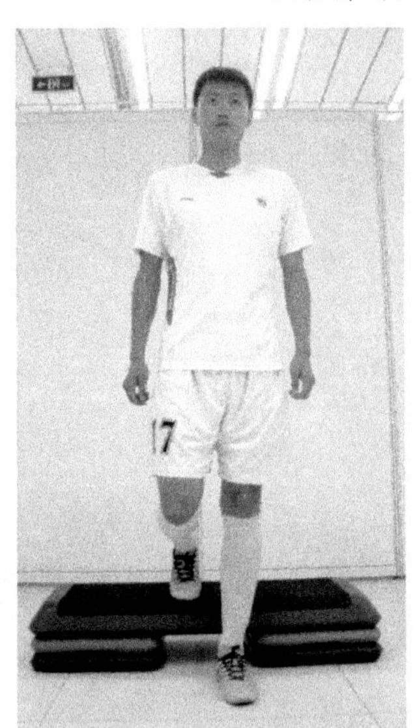
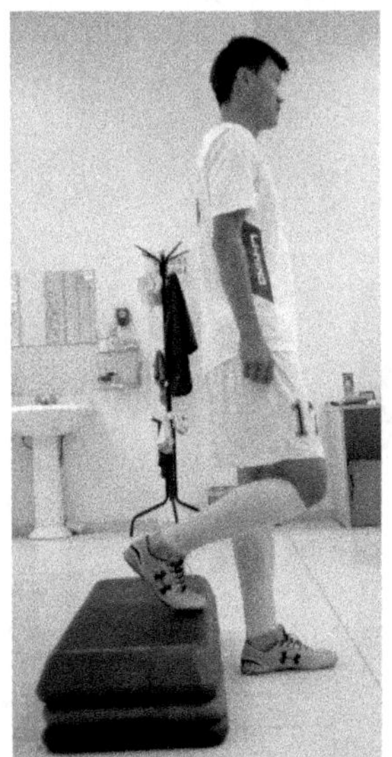

下台阶（正、侧）

图2-43 上、下台阶训练

② 开始跳箱跳绳跳下练习。（图2-44）

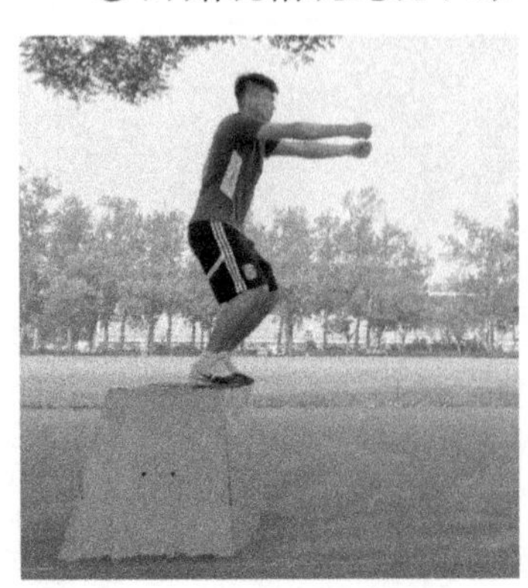
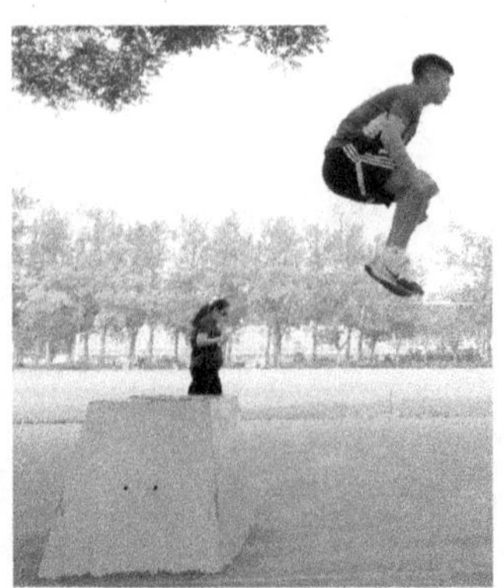
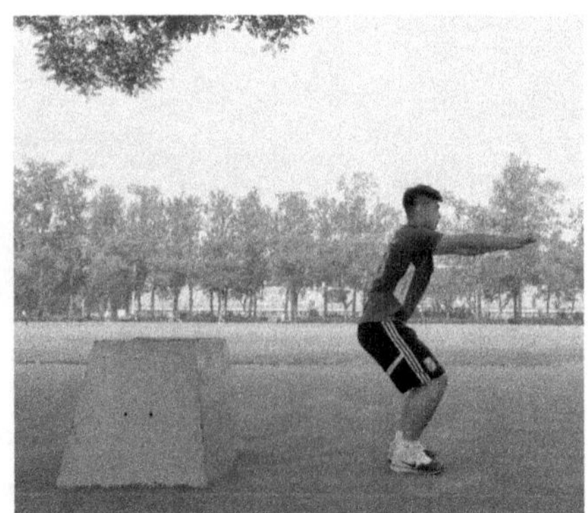

图2-44 跳箱跳下

③ 侧向跨跳练习。

④ 开始游泳、跳绳、慢跑等运动。

⑤ 膝关节周围力量及本体感觉练习：练习方式参考髌骨损伤的训练方式，内容大同小异。另外，对关节内收肌的训练也尤为重要，增强肌力减轻韧带压力。

· 小步幅在踏板上移动，前后上下。（图2-45）

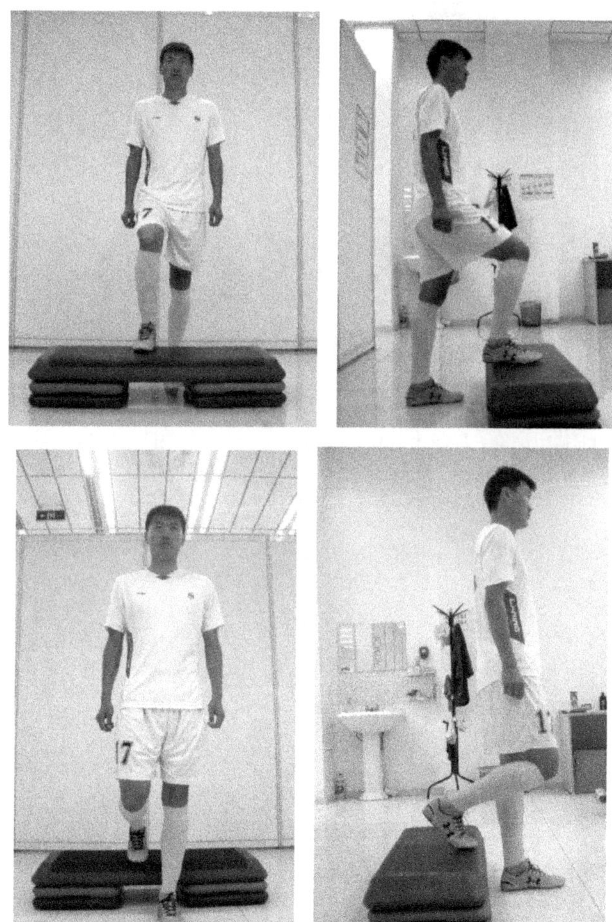

图2-45 上下台阶（正、侧）

· 蜷腿纵跳，大腿尽量缩近胸部。（图2-46）

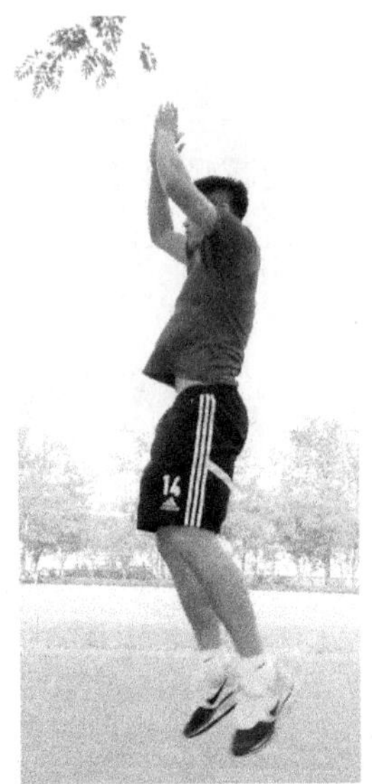

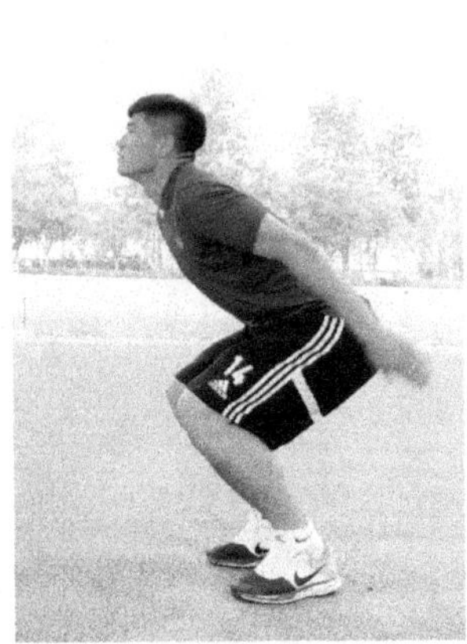

图2-46 蜷腿纵跳

· 横向的绳梯小步幅跨步练习。（图2-47）

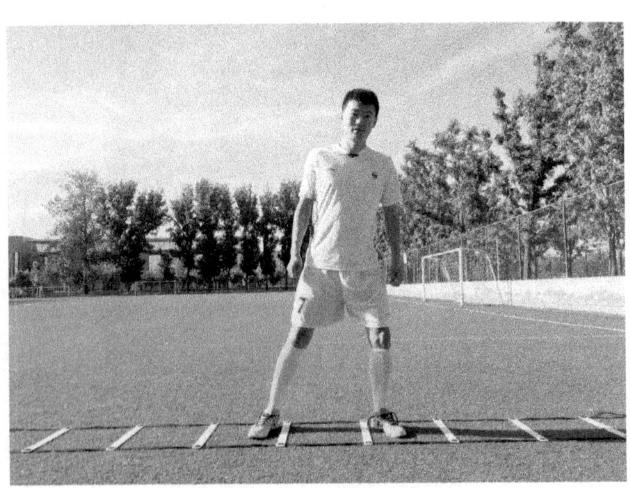

图2-47 跨步练习

·在平衡囊上走动。（图2-48）

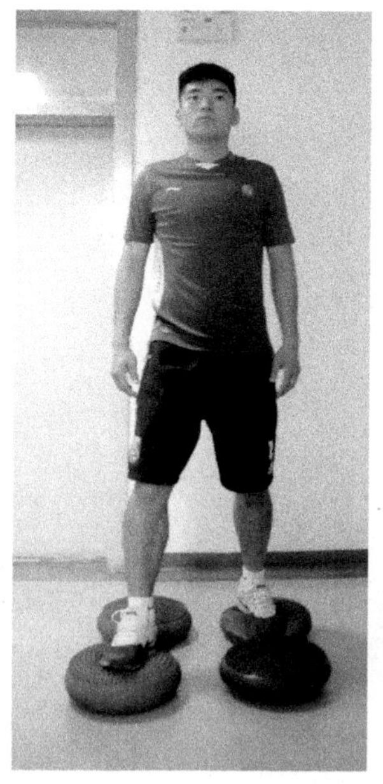
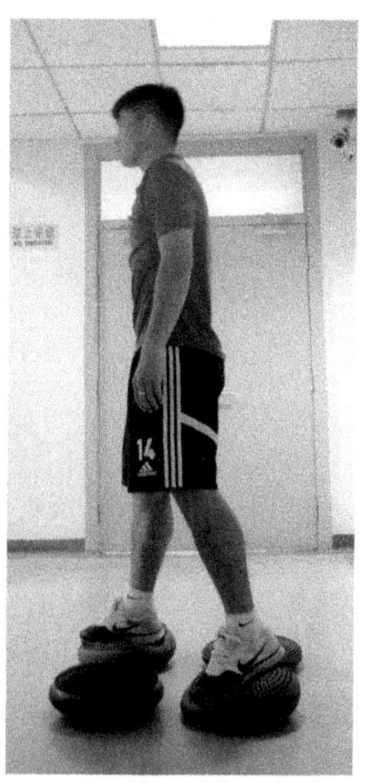

图2-48 平衡囊上走动（正、侧）

·横向抬腿跨越小栏架。（图2-49）

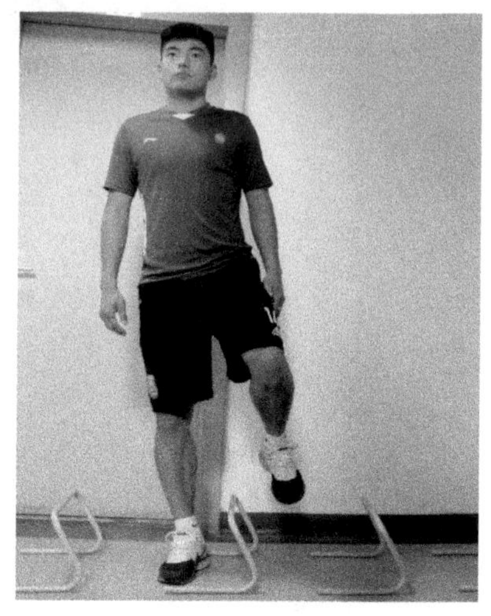

图2-49 横向抬腿跨越小栏架

3. 交叉韧带损伤（又名十字韧带损伤）

损伤机制：交叉韧带由前交叉韧带和后交叉韧带组成，前交叉韧带在伸膝时最紧张，防止胫骨前移，同时又防止膝过伸、过屈及膝内翻，后交叉韧带在屈膝时最紧张，防止胫骨后移，保证膝关节的后向稳定。一般前交叉韧带损伤较为多见。前交叉韧带损伤多见于扭转、半屈曲、急停、碰撞、突然过伸或“踢漏脚”等动作。后交叉韧带损伤多见于过伸伤和屈膝位小腿受到前向后的暴力作用，如撞击等动作。

症状：受伤当时关节内有撕断感，随即产生疼痛及关节不稳，不能完成正在进行的动作和走动，继而出现关节出血肿胀。前交叉韧带断裂后膝向前活动度加大。后交叉韧带损伤表现为膝关节后向不稳及向侧方旋转不稳。

治疗：部分断裂以石膏固定即可，完全断裂一般建议手术治疗，后期进行康复功能锻炼。

康复训练方法：

（1）早　期

①直腿抬高练习。

②双侧负重练习。

③蹬踏练习。

④功率车练习。（图2-50）

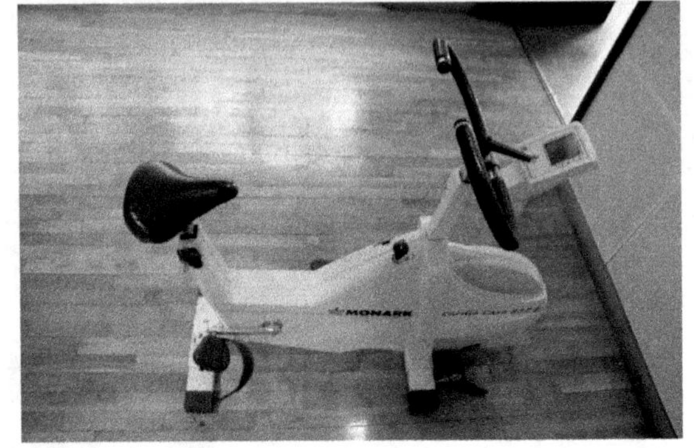

图2-50　功率车

（2）中　期

①静蹲练习。（图2-51）

②无拐杖步行练习。

③向前上台阶练习。

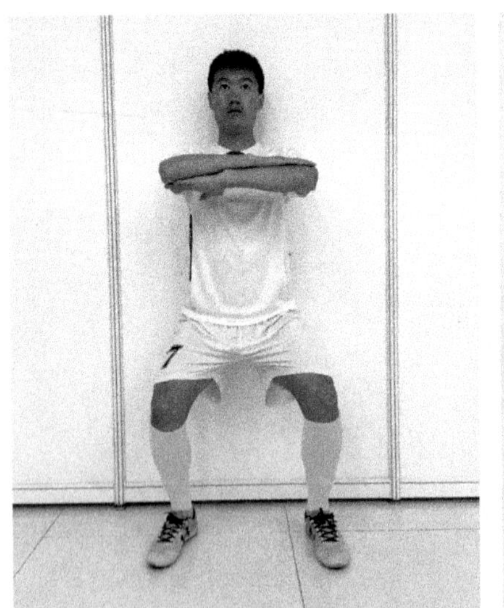

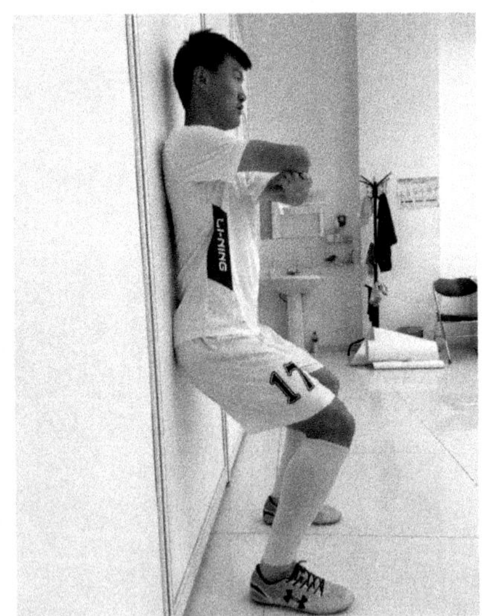

图2-51　靠墙静蹲（正、侧）

（3）后　期

① 弓箭步练习（图2-52）

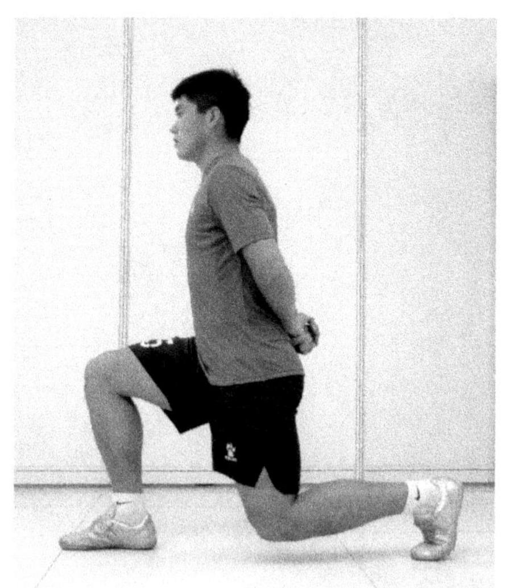

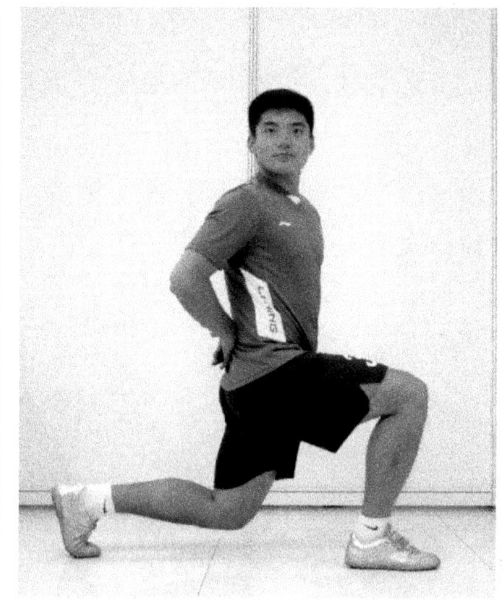

图2-52 弓箭步练习

② 股四头肌练习（图2-53）

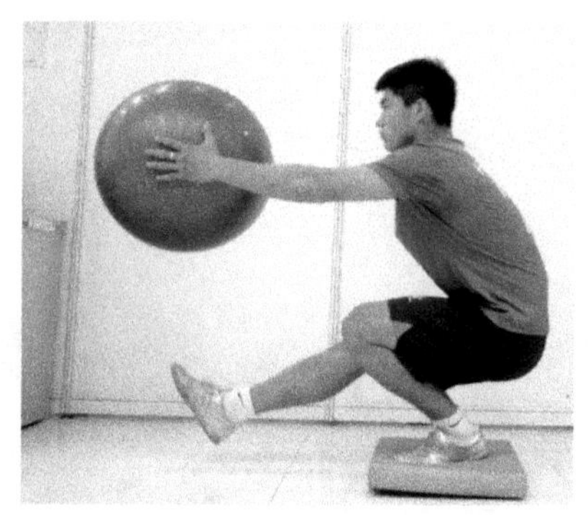

图2-53 股四头肌练习

③ 大腿后群肌肉力量练习（图2-54、图2-55）

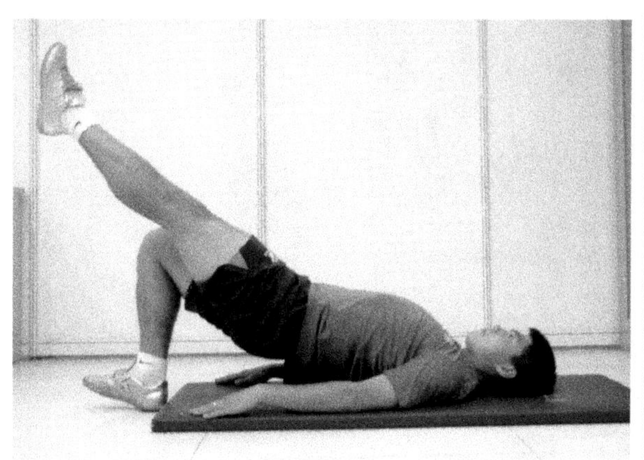

图2-54 单腿支撑

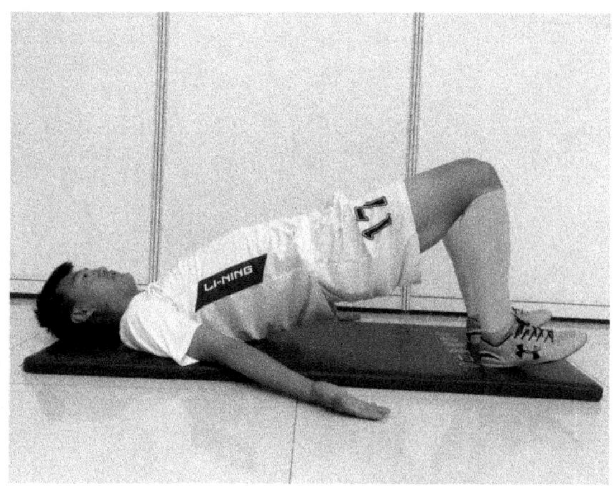

图2-55 足跟支撑

④ 本体感觉练习，可利用不稳定界面进行训练，如BOSU球、平衡仪、振动训练仪等（图2-56）

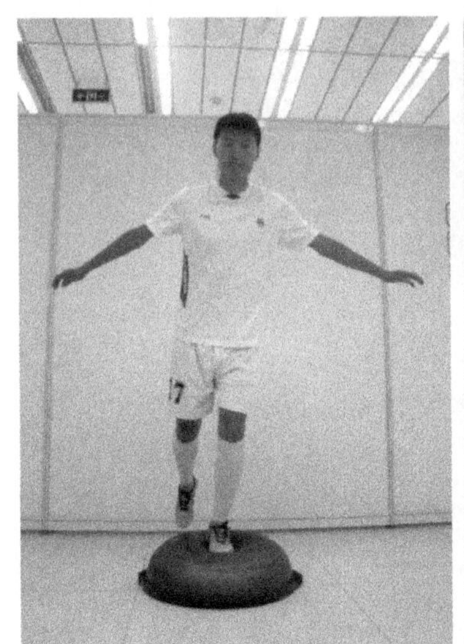
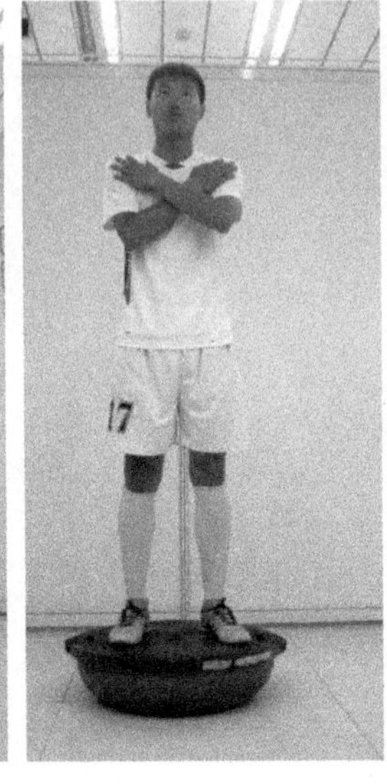
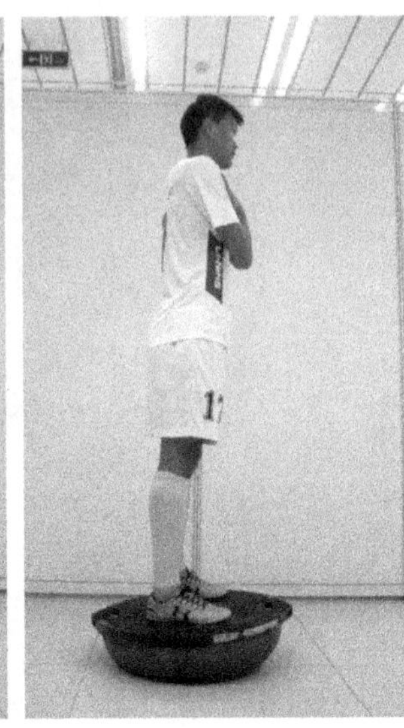

BOSU球

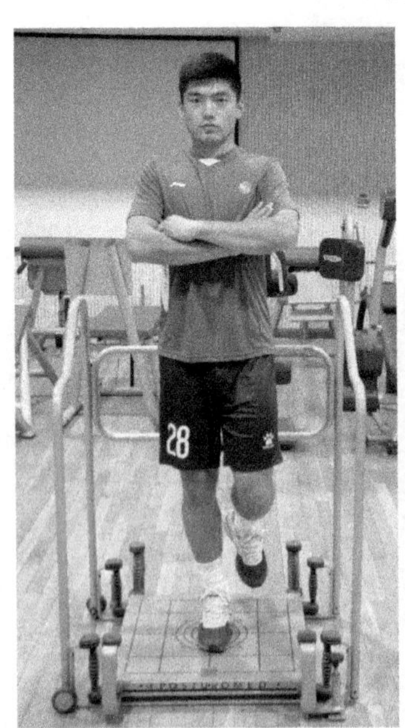

平衡仪

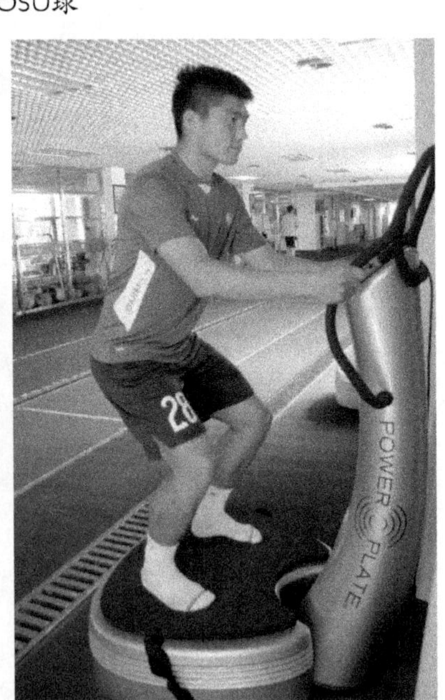

振动训练仪

图2-56 本体感觉练习

⑤绳梯小栏架等灵活性练习：如往复跳跃运动等（图2-57）

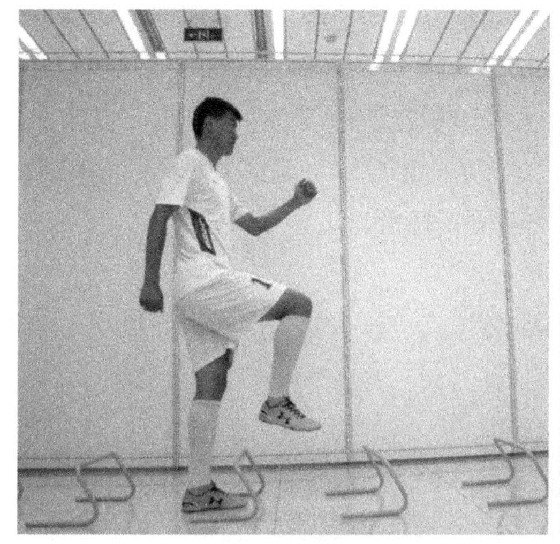

正跨

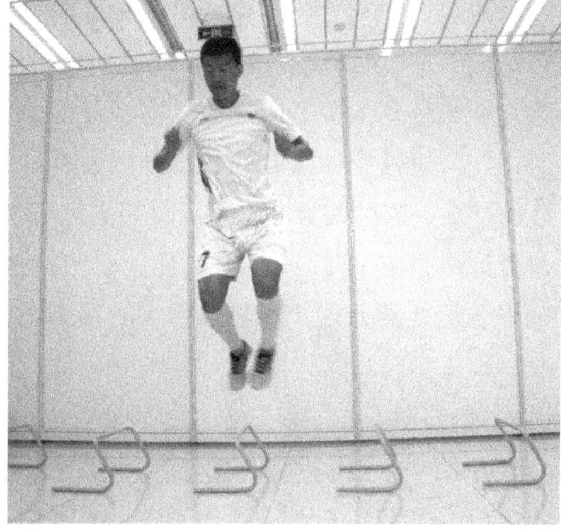

侧跳

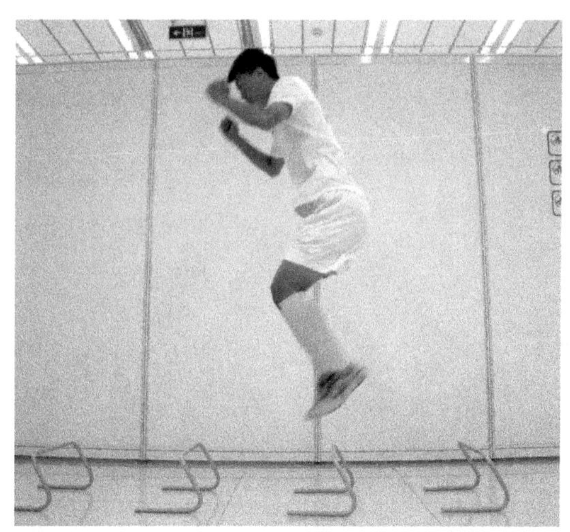

正跳

图2-57 灵活性练习

4.半月板损伤

损伤机制：半月板损伤多由扭转外力引起。当一腿承重，小腿固定在半屈曲、外展位时，身体及股骨猛然内旋，内侧半月板在股骨髁与胫骨之间受到旋转压力，而致半月板撕裂。如扭伤时膝关节屈曲程度愈大，撕裂部位愈靠后。外侧半月板损伤的机制相同，但作用力的方向相反。严重创伤病例可见半月板、交叉韧带和侧副韧带同时损伤。半月板损伤的部位可发生在半月板的前角、后角、中部或边缘部。损伤的形状可为横裂、纵裂、水平裂或不规则形，甚至破碎成关节内游离体，当游离体滑入关节之间，使关节活动发生机械障碍，妨碍关节屈伸活动时，即形成“绞锁”。

症状：膝关节疼痛、肿胀，出现关节绞锁现象，有明显压痛，检查时将膝置于半屈曲位，在膝关节内侧和外侧间隙，沿胫骨髁的上缘（即半月板的边缘部），用拇指由前往后逐点按压，在半月板损伤处有固定压痛，回旋挤压试验阳性。

治疗：急性期如关节积血明显需在无菌条件下抽出积血，加压固定；如有“绞锁”应设法“解锁”。慢性期如没有症状的陈旧性半月板损伤不必治疗，加强肌力练习，稳定关节即可；症状严重，痛肿明显，经常绞锁妨碍训练者，应手术治疗。

康复训练方法：

做好急性期的处理，加强股四头肌和腘绳肌肌力以支持膝关节，同时做好肌肉的牵伸，防止肌肉紧张造成的其他损伤。

（1）急性期

PRICE采用理疗中药等手段，消炎去肿，维持并增加关节活动。

P = Protection（保护）　R = Rest（休息）　I = Ice（冰敷）

C = Compression（压迫）　E = Elevation（抬高）

（2）慢性恢复期

力量练习循序渐进，由小负荷逐渐过渡到大负荷，从开放链过渡到闭合链，从静力性稳定过渡到动力性稳定练习。训练内容许多与上述膝关节病症练习相同。主要以股四头肌、腘绳肌为主，本体感觉训练也是尤为重要。

① 腘绳肌离心练习（图2-58）

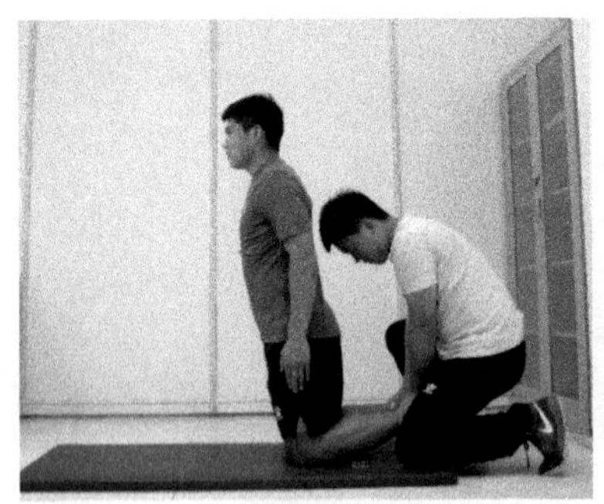

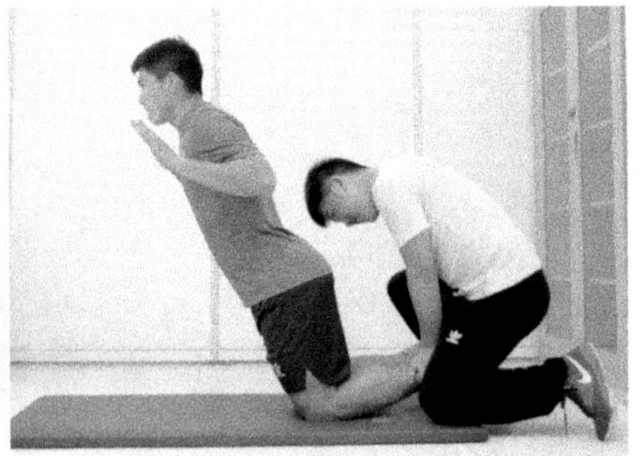

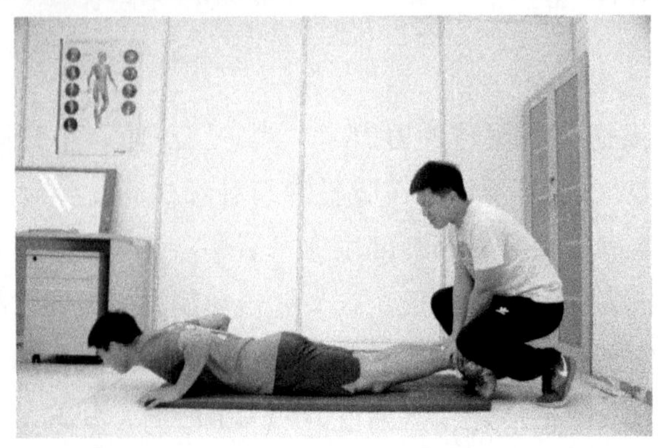

图2-58 腘绳肌离心力量练习

② 单足下蹲，平衡稳定练习（图2-59）

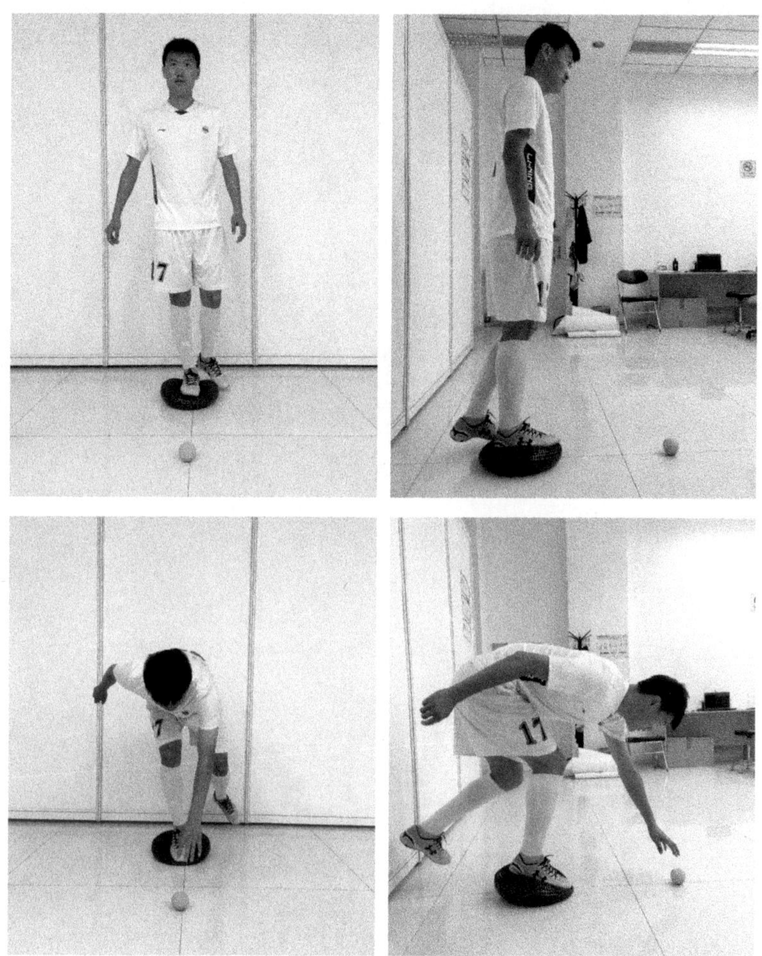

图2-59 平衡性练习

③ 负重蹲起发展股四头肌（图2-60）

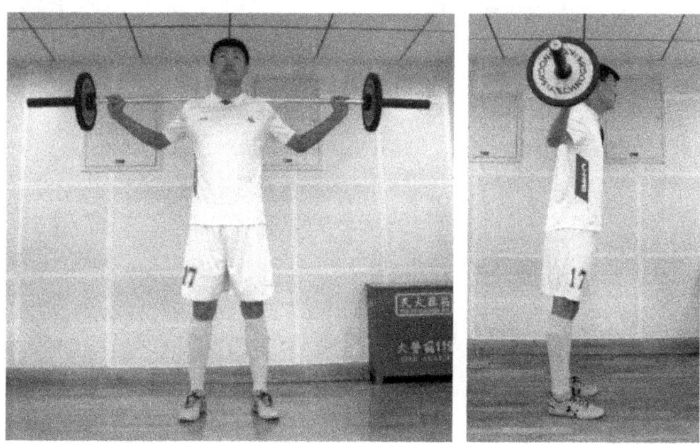

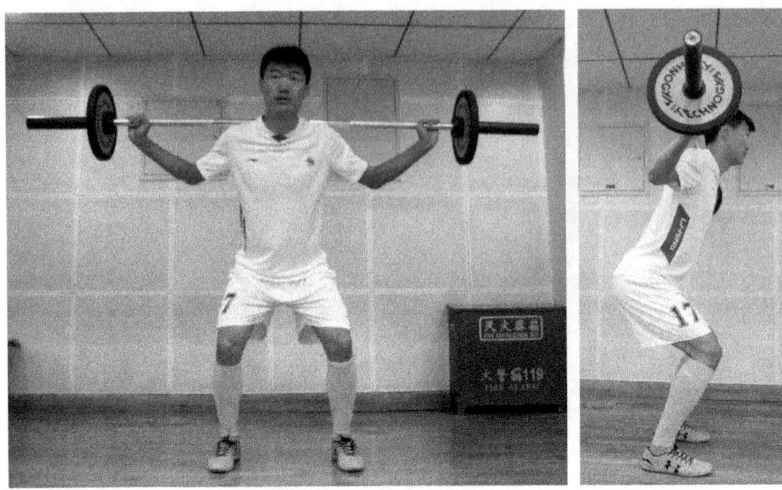
图2-60 负重蹲起

④ 股四头肌离心收缩练习（图2-61）

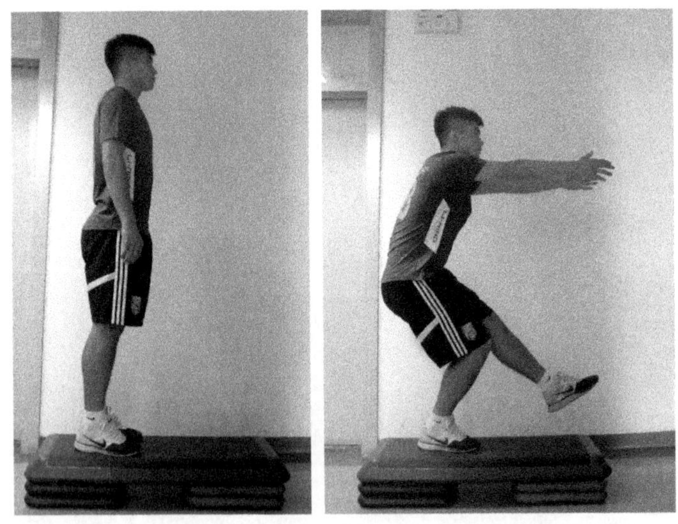
图2-61 股四头肌离心力量练习

⑤下肢关节稳定性练习（图2-62）

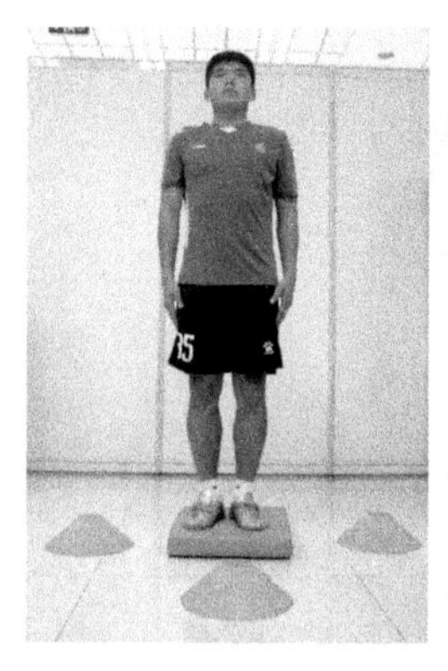
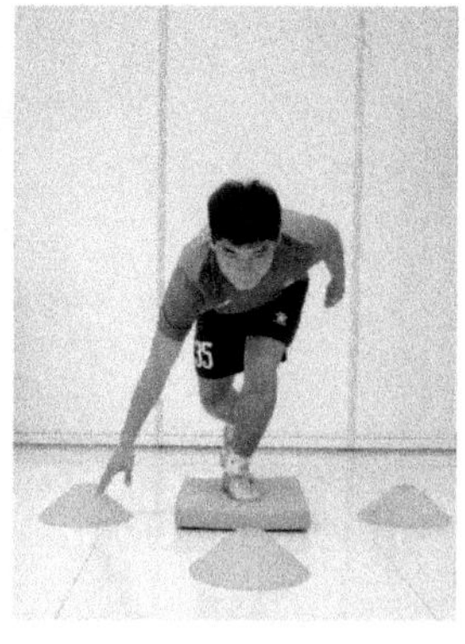
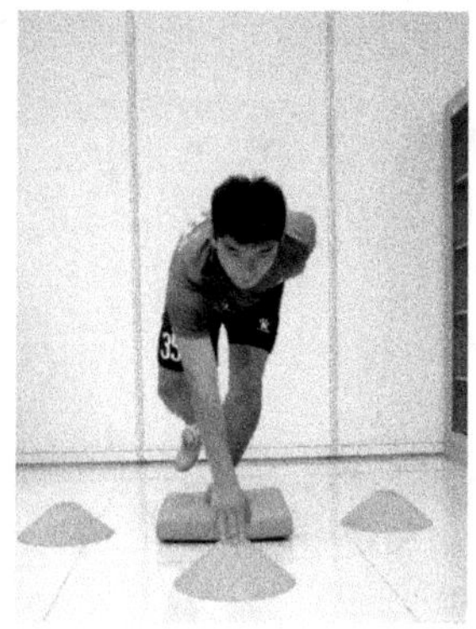
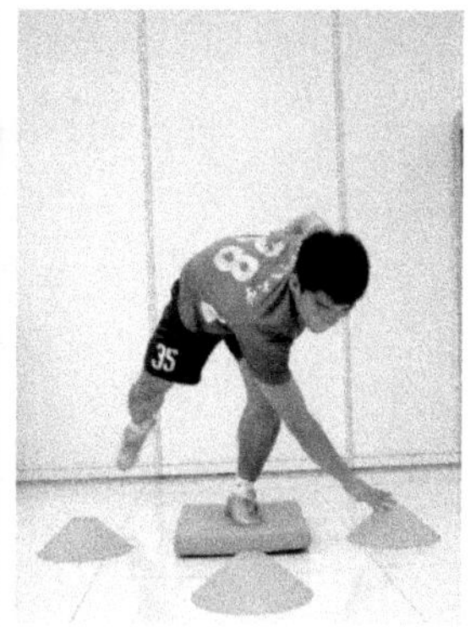

图2-62　下肢稳定性练习

⑥腘绳肌、臀大肌练习（图2-63）

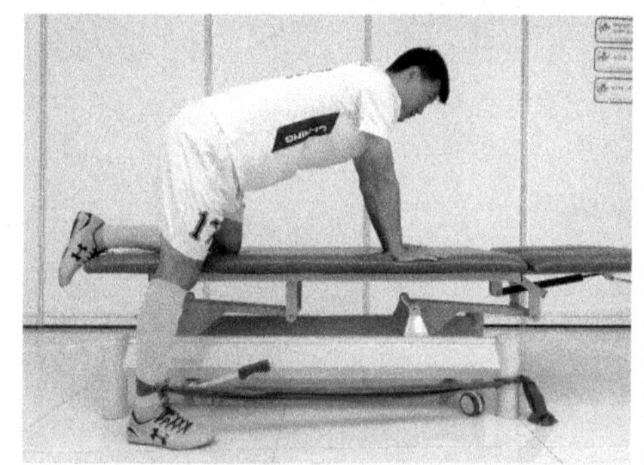
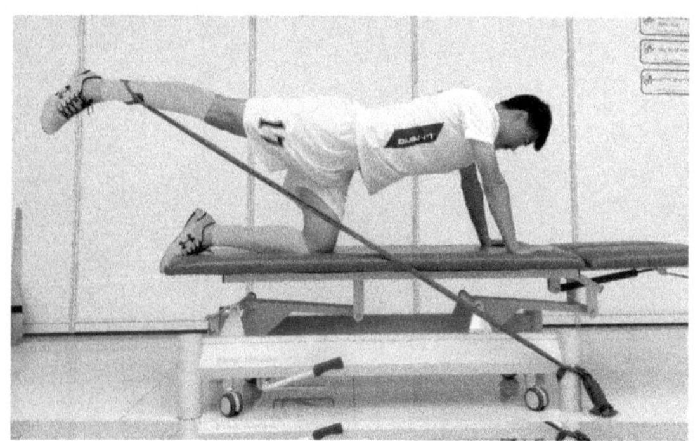

图2-63 腘绳肌、臀大肌力量练习

5. 滑囊炎

损伤机制：滑囊炎可以由损伤引起，部分是直接暴力损伤，有些是关节屈、伸、外展、外旋等动作过度，经反复、长期、持续的摩擦和压迫，使滑囊劳损导致炎症，滑囊可因磨损而增厚。

症状：疼痛、压痛，囊中液体流出导致轻微肿胀，膝关节屈曲或下台阶时疼痛和僵直。

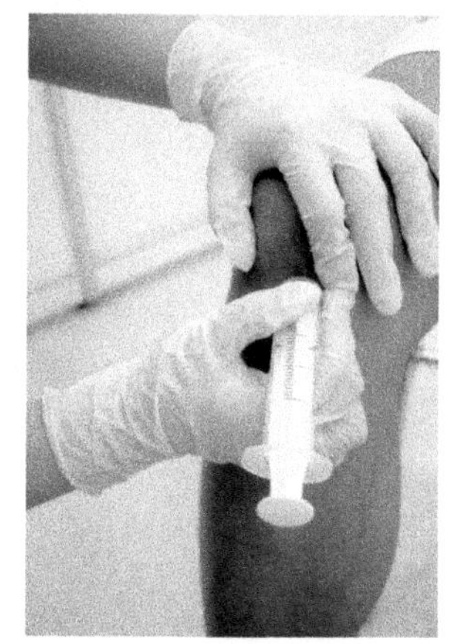

图2-64　抽取关节积液

治疗：滑囊炎如处理得当，可短期治愈，急性期有出血的应立即穿刺抽血，注入强的松龙，然后加压包扎固定；有关节积液的，如积液较多有时需要抽出关节积液（图2-64）。慢性滑囊炎除上述方法外，还可使用物理治疗，微波、超声波等，严重时可手术。同时要限制受伤或引起疼痛的动作，否则不易治愈。

康复训练方法：

康复训练方法以增强膝关节周围肌肉力量，提高关节稳定性为主，训练方法同上。同时，应增加膝关节周围肌肉的牵伸，增强肌肉伸展性，减少肌腱作用在滑膜囊周围的部分压力，牵拉方法如下。

（1）股四头肌牵拉（图2-65）

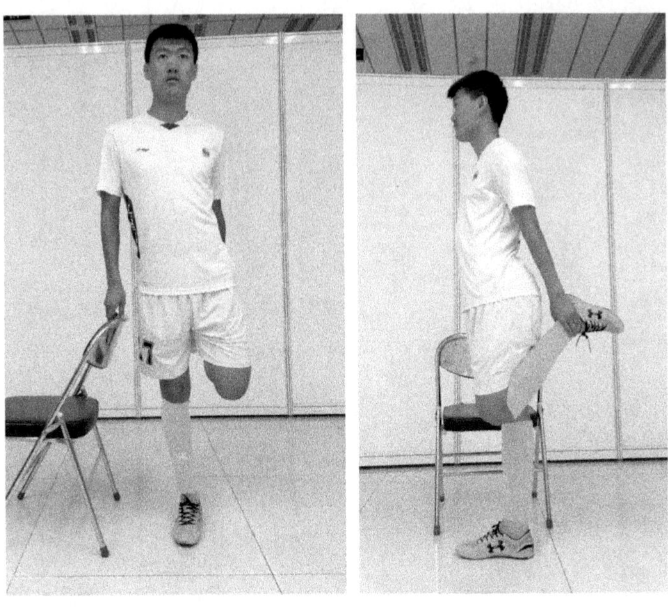

图2-65 牵拉股四头肌

（2）内收肌牵拉（图2-66）

（3）外展肌牵拉（图2-67）

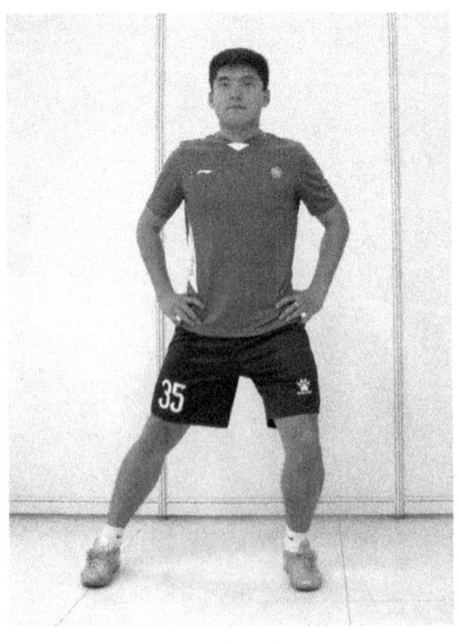

图2-66 牵拉内收肌

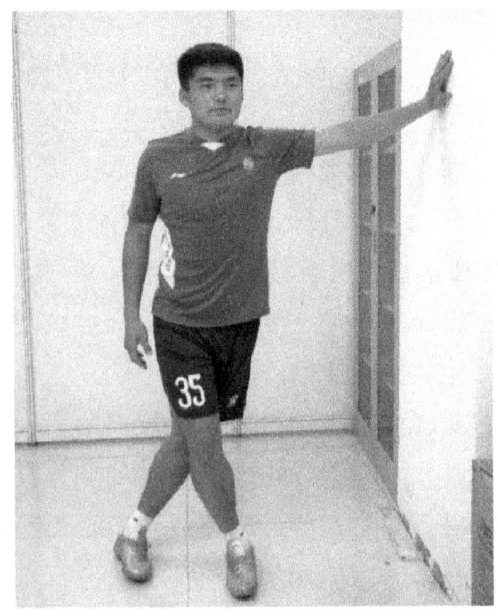

图2-67 牵拉外展肌

（4）腘绳肌牵拉（图2-68）

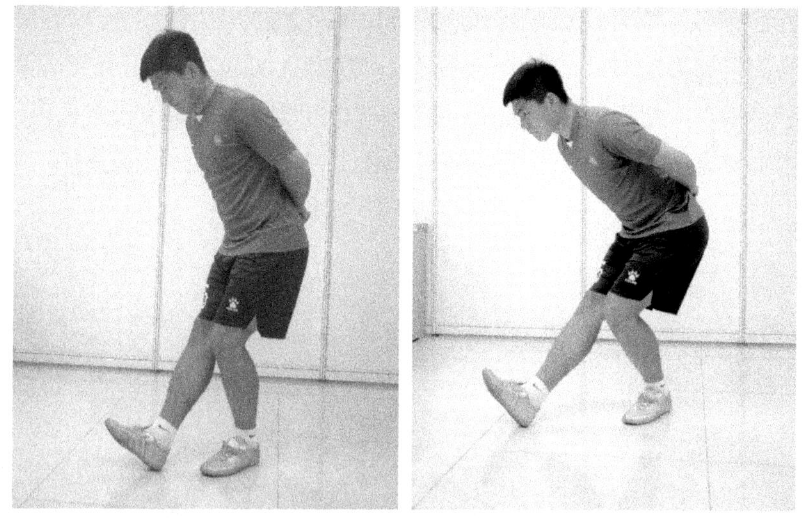

图2-68　牵拉腘绳肌

二、踝关节

（一）解剖结构

踝关节扭伤非常多见，占关节韧带损伤的首位。以球类、田径、体操、滑雪、跳伞等项目发生率较高。

距上和距下关节合称足关节，距上关节又名距小腿关节，俗称踝关节，为屈戌关节，由胫腓骨远端及距骨组成。内外踝及胫骨关节面后下缘共同组成踝穴，距骨上面的关节面位于踝穴中，外踝较内踝长0.5cm，距骨体前宽后窄。踝关节的功能主要是背屈（26～27°）。跖屈（41～43°），约70°的活动范围。背屈时较宽的距骨滑车进入踝穴，踝关节较稳定。距下关节又称距跗关节，由距跟关节和距跟舟关节组成，距跟关节由距骨的后跟关节面与跟骨的后距关节面构成，距跟舟关节由距骨的舟骨关节面与舟骨后面的距关节面及跟骨的前中距关节面构成，上述两关节在功能上是联合关节，主司足的内翻和外翻功能。

踝关节的韧带主要有三组：内侧韧带、外侧韧带和下胫腓韧带。踝关节复杂的韧带构成是踝关节稳定的重要结构。

内侧韧带又称三角韧带，强韧，呈三角形。起自内踝尖，从后向前分别为距胫后韧带、跟胫韧带、胫舟韧带和距胫前韧带（图2-69）。其功能是防止足跟外翻、距骨异常外翻及前后错动。除前部纤维外，还可限制足的背伸。内侧韧带的纤维比较致密、坚强，故单纯内侧韧带损伤较少见，若一旦损伤则往往造成内踝撕脱骨折。

外侧韧带有三条，即距腓前韧带（限制距骨向前脱位、足的过度跖屈及内翻）、距腓后韧带（防止距骨向后脱位）及跟腓韧带（限制距骨及足跟的内翻）（图2-70）。外侧韧带较之内侧韧带薄弱而分散。而外踝比内踝长（低），因而足的内翻活动比较容易而外翻活动受到一定限制。外侧韧带复合体中，最弱最易受伤的是距腓前韧带，距腓前韧带的损伤导致前外侧旋转不稳定。所以，外侧韧带尤其是距腓前韧带和跟腓韧带损伤较常见。

下胫腓韧带主要有两条，即胫腓下前韧带和胫腓下后韧带。

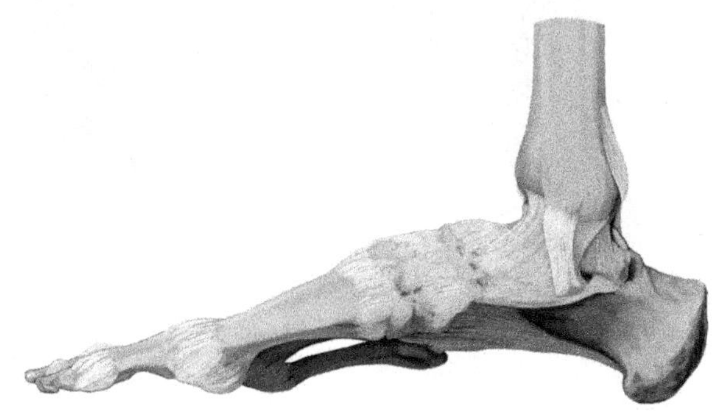

图2-69 踝关节内侧韧带

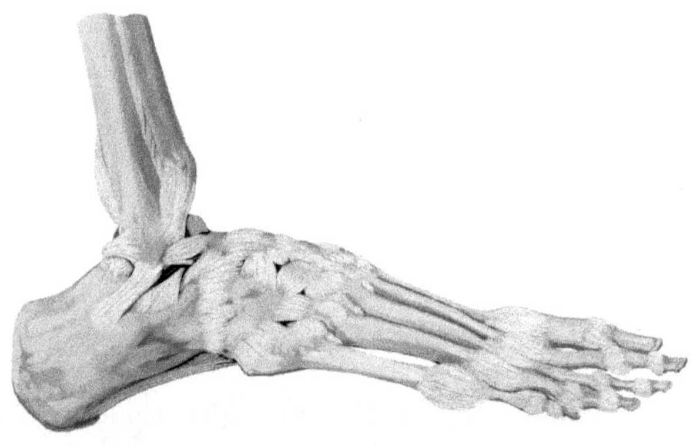

图2-70 踝关节外侧韧带

踝部的肌肉群主要有跖屈肌群（小腿三头肌、胫骨后肌、足踇长屈肌、趾长屈肌、腓骨长肌和腓骨短肌）；背屈肌群（胫骨前肌、足踇长伸肌、趾长伸肌和第三腓骨肌）；内翻肌群（胫骨后肌、足踇长屈肌和趾长屈肌）；外翻肌群（腓骨长肌、腓骨短肌）。

足与踝形成了一个功能强大的复杂关节。步态周期中足趾离地时，它能够提供牢固的支持基础，并转变成刚性结构。然而，足踝部必须灵活才能完成复杂的运动技术动作、减震并适应位置变化。踝关节的关节面较大，因此在步态周期能承受高达运动员体重450%的力。

（二）踝关节常见损伤

足球运动中常见外踝扭伤和慢性损伤，功能训练方式大致相同，本文列出的康复训练方法不仅仅适用于上述两种踝关节损伤，其他踝关节损伤也可以使用，可根据患者情况进行调整。

1. 外踝扭伤

损伤机制：外踝扭伤是一种急性损伤，即踝的旋后损伤，事实上是一个联合动作，包括踝的内旋（即胫骨外旋）、距跟舟关节内翻及前足内收，在损伤过程中很难割裂开来。常见损伤姿势（图2-71）。在运动过程中，由于某些原因或动作使身体失去重心，或跳起落地时踩别人脚上，或运动中脚被踩被绊等，使踝关节暴力性的跖屈、内翻造成的损伤，通常伴随外踝韧带的损伤，甚至韧带撕裂，引发骨折，最常见的是距腓前韧带损伤，力量再大，跟腓韧带相继受伤。

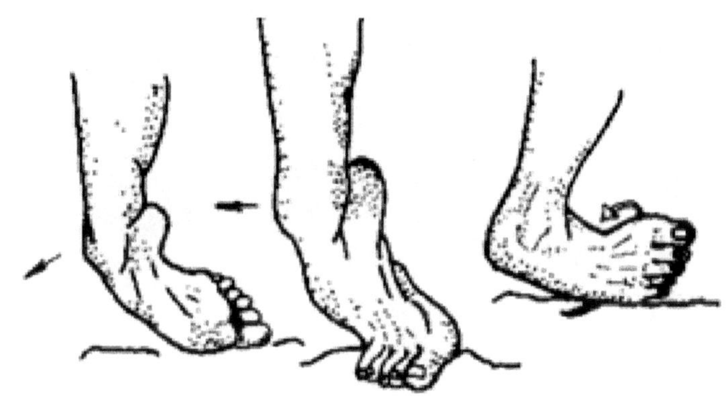

图2-71 常见踝关节扭伤示意图

症状：

踝关节外侧肿胀疼痛，活动受限，走路和活动关节时最明显，韧带、关节囊等撕裂后，毛细血管破裂，出现皮下淤血。

治疗：

急性期应采取PRICE原则处理，韧带断裂者应考虑手术修补。

2. 足球踝

足球踝也称为“运动员踝关节骨关节病”，足球运动员最常见的损伤之一，是一种足踝部的慢性创伤性骨关节病，以劳损性病变骨质增生为主。

损伤机制：本病发生的原因主要是慢性劳损，踢球时踝关节超范围过度背屈、背伸、内翻、外翻，胫骨远端前后缘与距骨颈或后突，反复挤压撞击，或关节软骨因异常撞击、挤压与磨损而致伤，损及韧带、关节囊、滑膜、软骨及骨。也可因反复多次扭伤产生急慢性创伤性关节炎，增加关节内摩擦，加之运动量较大造成损伤。

症状：症状的有无除与损伤程度有关外，还与动作技术、训练强度有关，一般表现为踝关节肿胀疼痛（跑跳痛、全蹲痛），可用X线影像检查确诊。

治疗：保守治疗可选择物理治疗、支持带保护或强的松龙注射减轻症状，也可采用手术治疗。

（三）康复训练方法

1. 早　期

部分运动员可正常训练。但是某些动作会引起疼痛。所以应首先改进训练，消除病因，严格控制引起踝关节疼痛的动作，使用绷带增加踝关节稳定性。症状较重者可进行理疗（超声波、低周波等）、按摩或痛点封闭。

2. 中　期

（1）增加关节ROM为主：下肢踝关节PNF模式，两种螺旋对角运动。（图2-72）

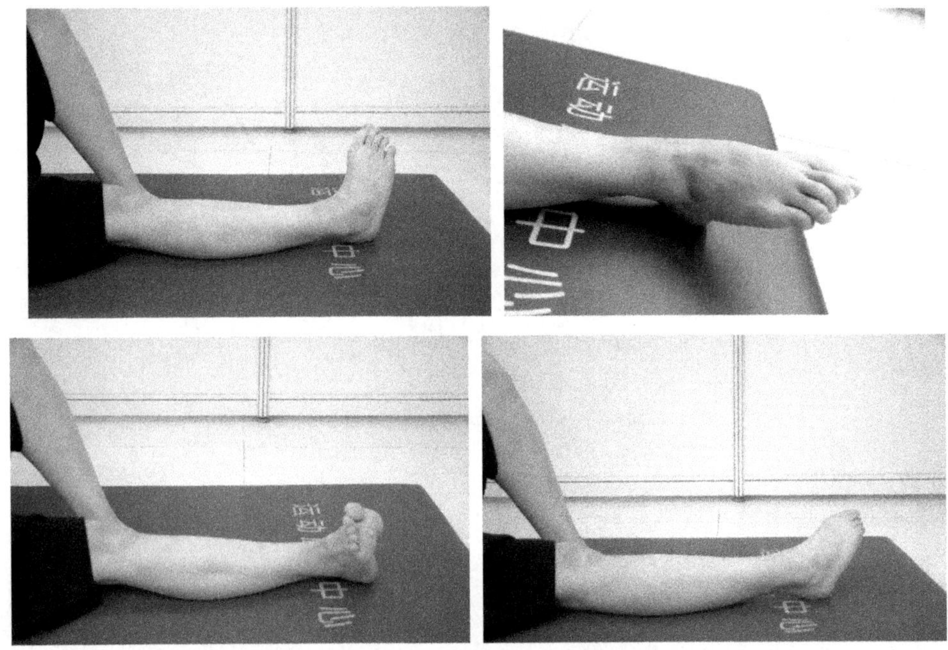

图2-72 踝关节螺旋对角运动

（2）踝关节跖屈、背屈练习：如坐位跖屈和背屈。（图2-73）

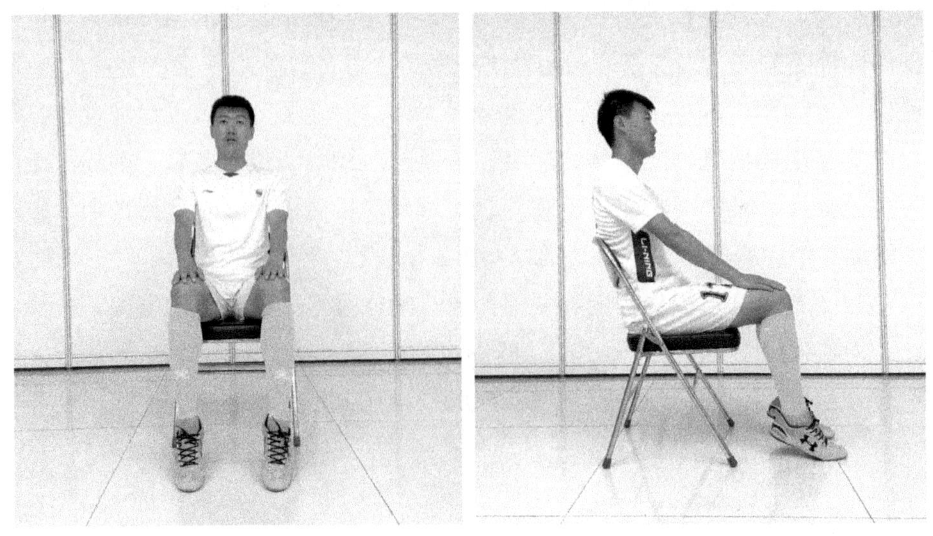

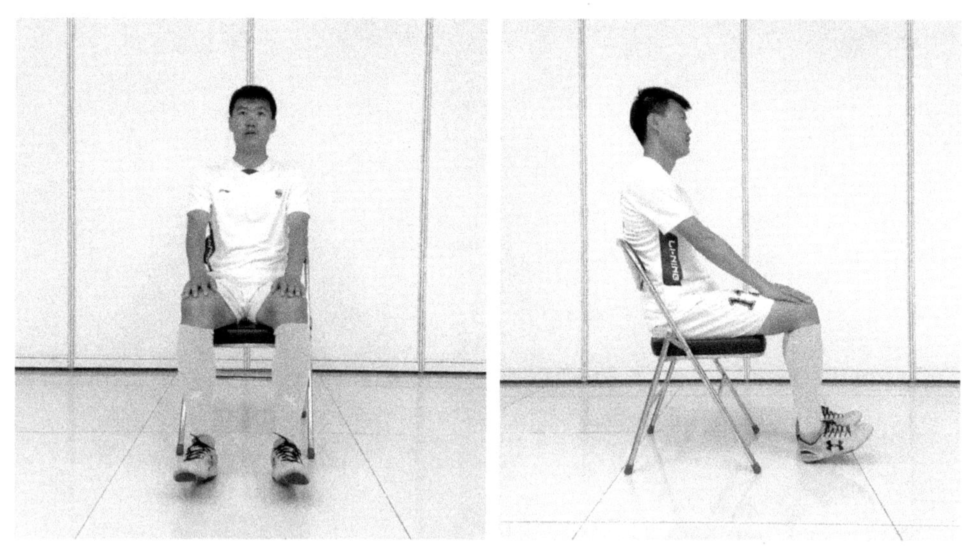

图2-73 踝关节跖屈、背屈（正、侧）

（3）弹力带小负荷力量练习：如跖屈（图2-74）、背屈（图2-75）。

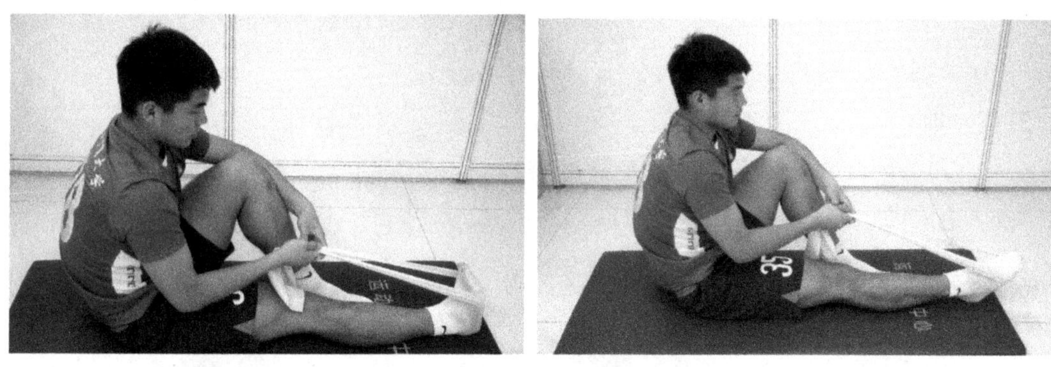

图2-74 踝关节跖屈抗阻力量练习

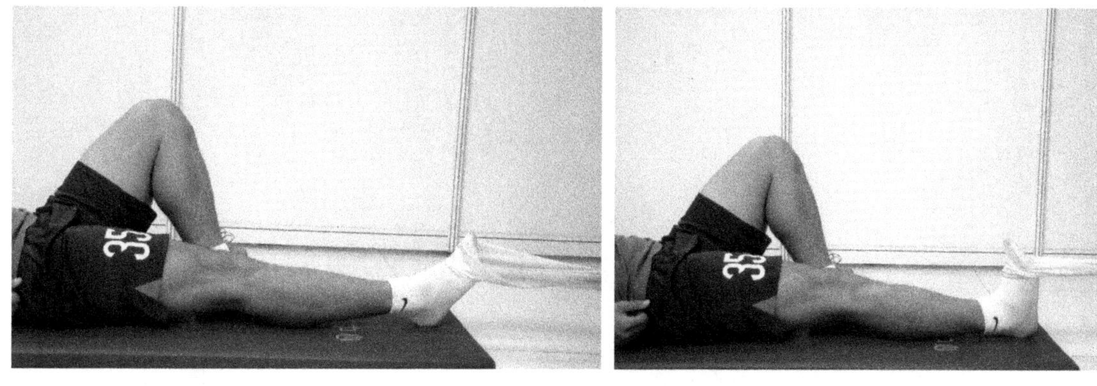

图2-75 踝关节背屈抗阻力量练习

（4）本体感受功能练习：如单足平衡站立、平衡垫站立（静力性稳定性的训练）。（图2-76）

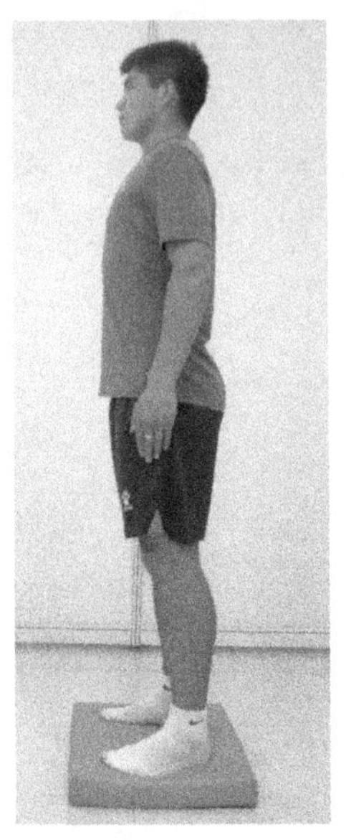

图2-76 平衡软垫站立练习

3. 后　期

后期应进行闭合链功能练习和本体感受功能练习。

（1）进阶训练——提踵、提踵前行、平衡垫提踵（图2-77）

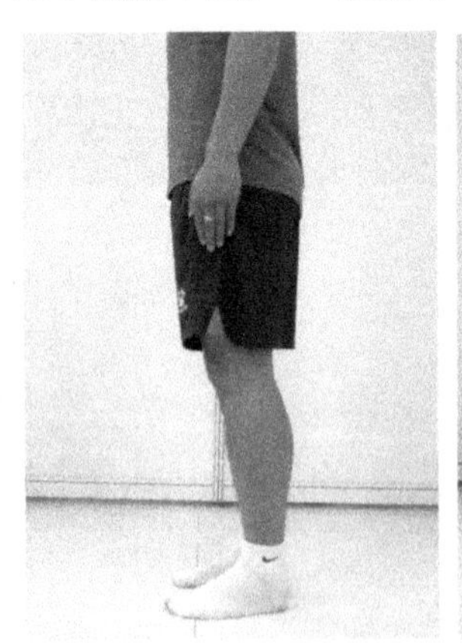

提踵

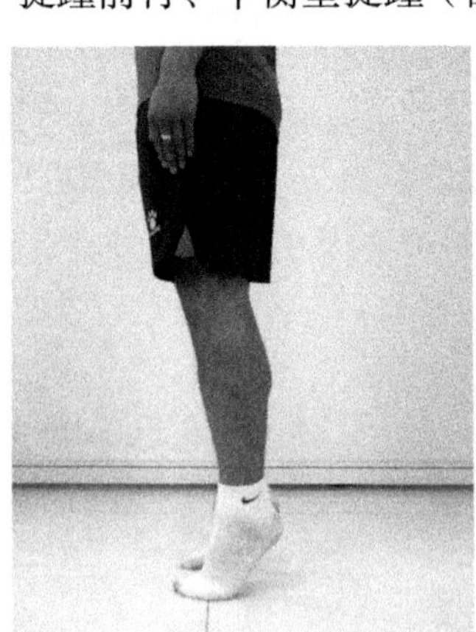

提踵

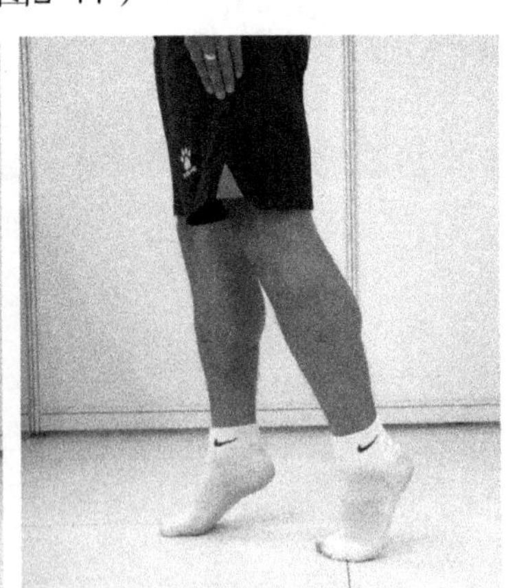

提踵前行

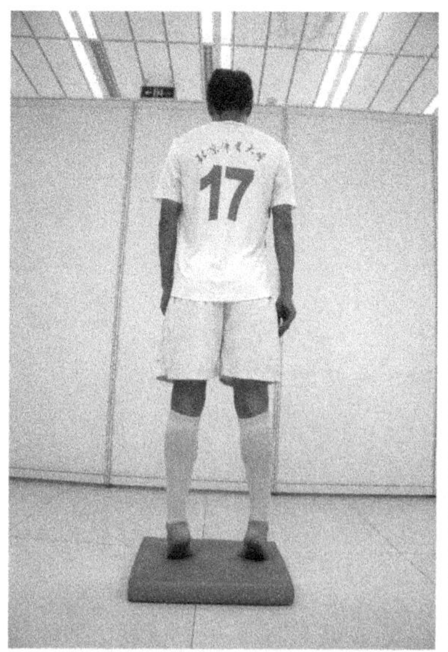
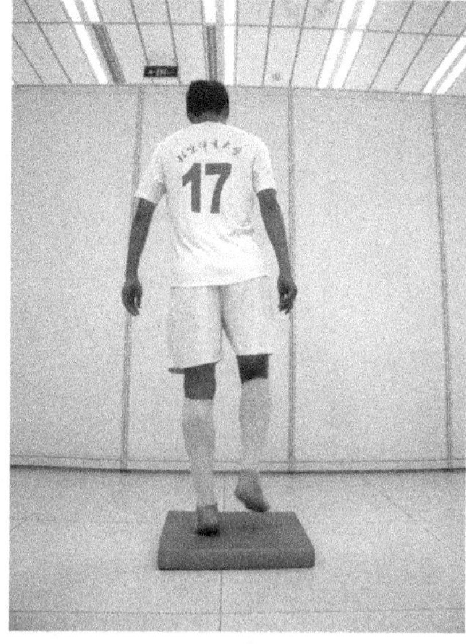

平衡垫提踵

图2-77 进阶训练

（2）台阶交叉练习（图2-78）

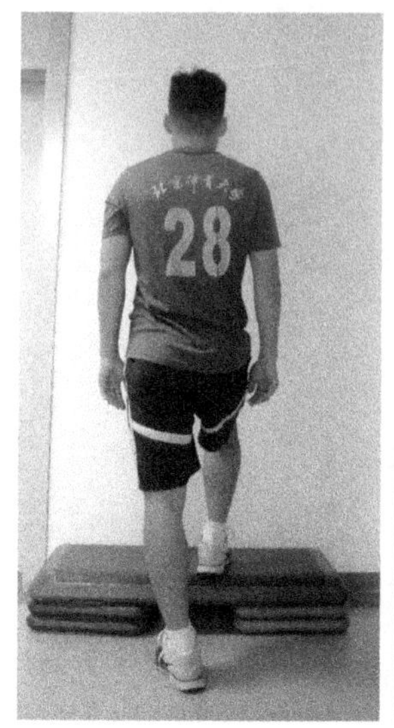
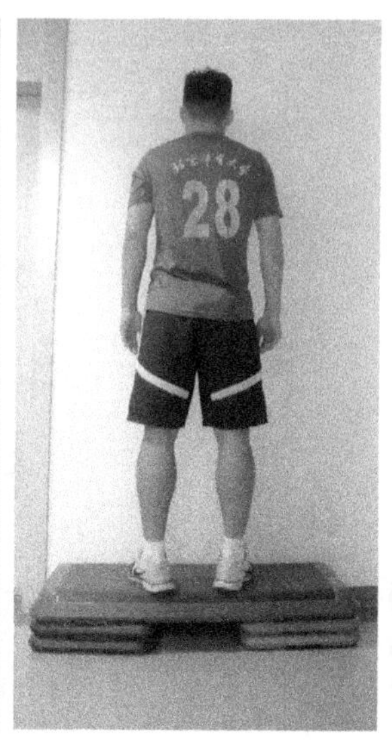
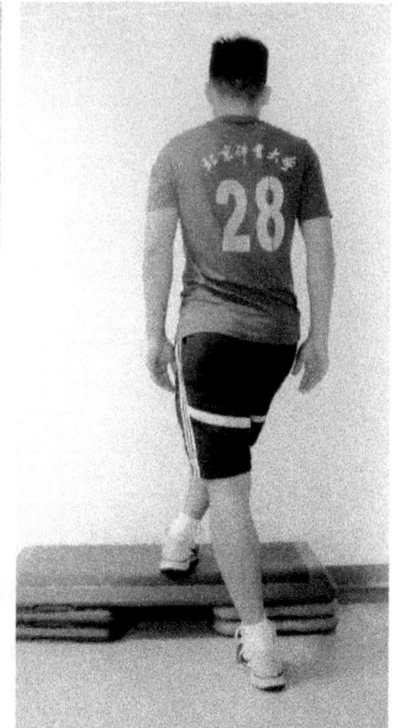

图2-78 台阶交叉练习

（3）平衡垫三点下蹲（图2-79）

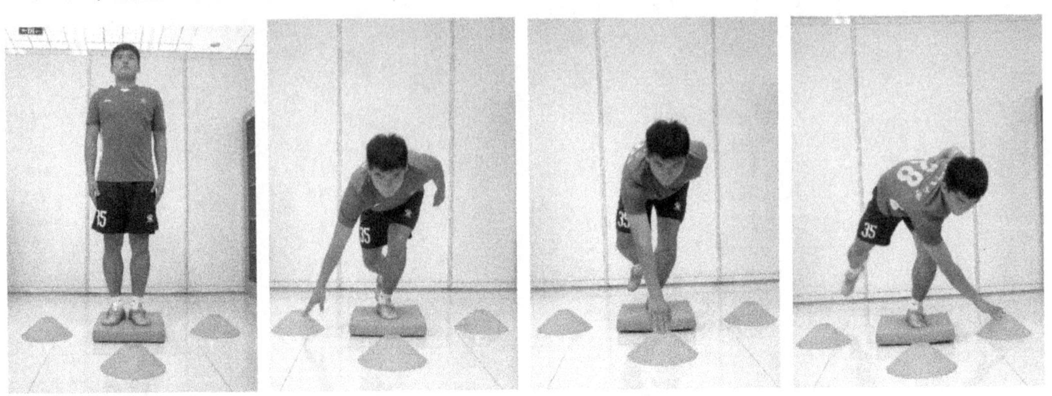

图2-79 平衡热三点下蹲

（4）平衡囊侧移及前移（图2-80）

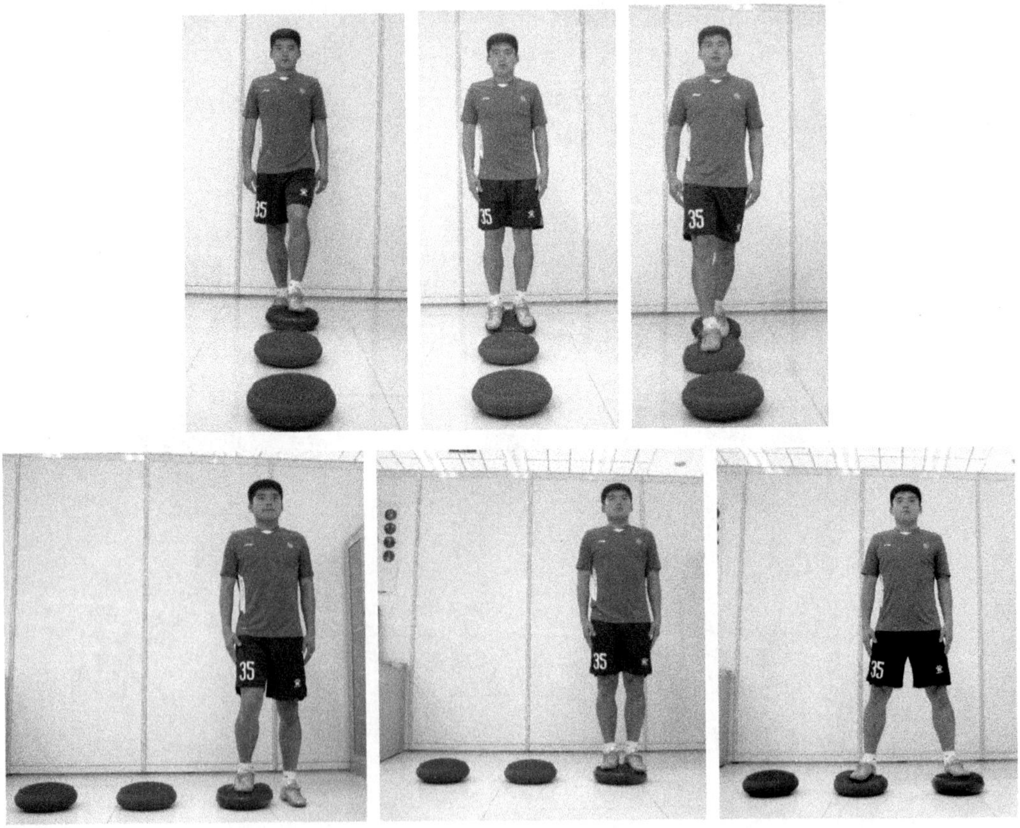

图2-80 平衡囊前移反侧移

（5）双人平衡垫上扔球（图2-81）

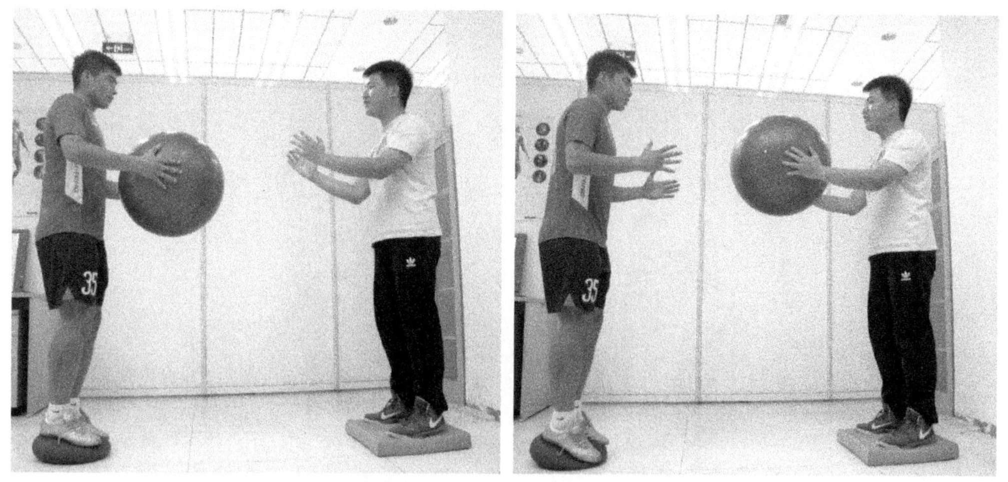

图2-81　双人平衡垫上扔球

（6）小栏架左右跳跃（图2-82）

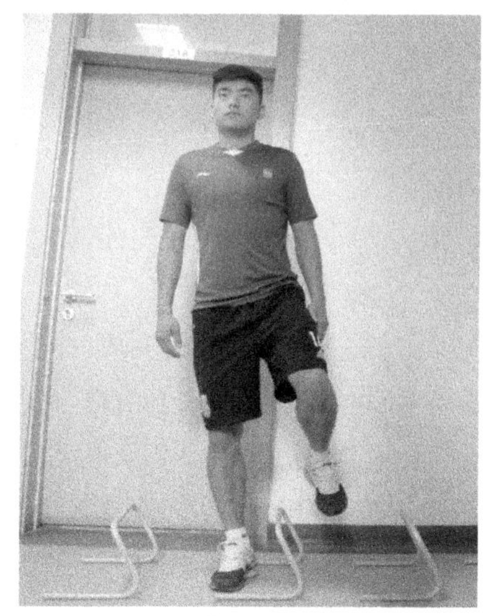

图2-82　跳跃小栏架

三、大　腿

（一）解剖结构

大腿的肌肉主要包括股四头肌、大腿内收肌、腘绳肌。其中，股四头肌位于大腿前侧和外侧面，是人体最大的肌肉之一。它包括4个头，分为股直肌、股中肌、股外侧肌和股内侧肌。大腿内收肌位于大腿的内侧，包括大收肌、长收肌、短收肌、耻骨肌、股薄肌。腘绳肌

位于大腿后群，包括股二头肌、半腱肌和半膜肌。（图2-83）

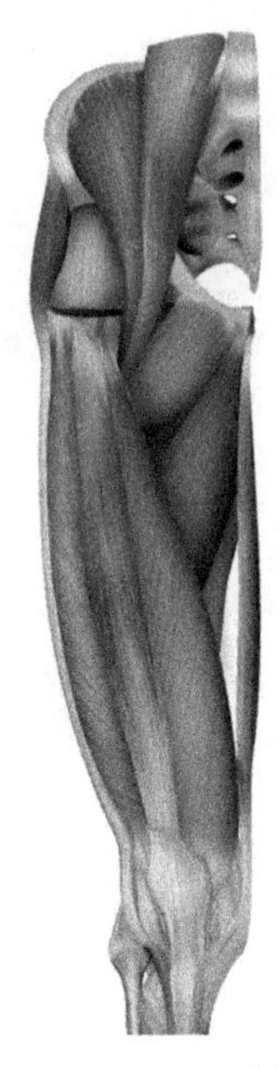
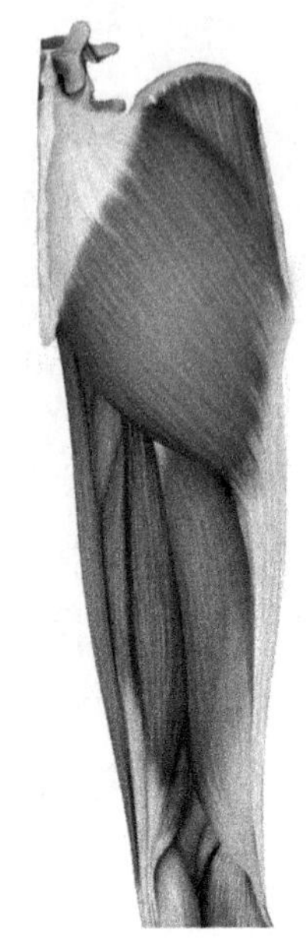

图2-83 大腿解剖结构

（二）大腿常见损伤

1.股四头肌损伤

损伤机制：股四头肌损伤可能为外力冲撞造成的钝挫伤，也可能为过度牵拉造成的拉伤或断裂。

症状：有局部或全大腿的肿胀、压痛，正常肌肉变成一索条状肿块，屈膝困难，严重时跛行明显，可以摸到肿块。若肌肉断裂时回缩的肌肉会有局部隆起，用力收缩时尤为明显。

治疗：伤后应立即停止活动、抬高患肢、冰袋降温，也可加压包扎。24~48小时后可轻微活动，并配合针灸、超短波、超声波等物理治疗进行恢复。待膝可以完全屈曲90° 时，进行伸膝抗阻等功能训练。

康复训练方法

（1）静蹲

背部靠在墙上，双脚打开与肩同宽，屈髋屈膝，双膝不超过脚尖，根据个人能力保持一定时间。（图2-84）

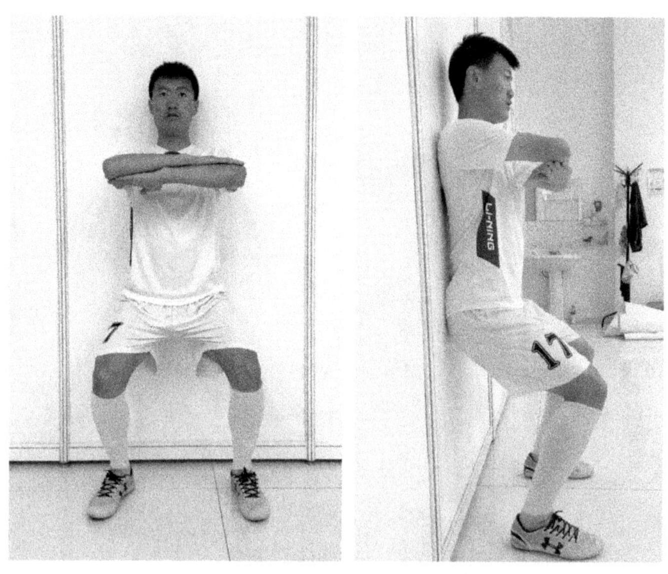

图2-84 靠墙静蹲

（2）负重腿屈伸

一般从使用2kg的沙袋开始， 坐位，将沙袋固定在踝关节，膝关节尽量伸直，大腿前方的股四头肌收缩，踝关节尽量背伸，缓慢抬起整个下肢大约15cm，保持5秒钟，再保持同样姿势，缓慢直腿放下。肌肉力量增强后可加快频率。（图2-85）

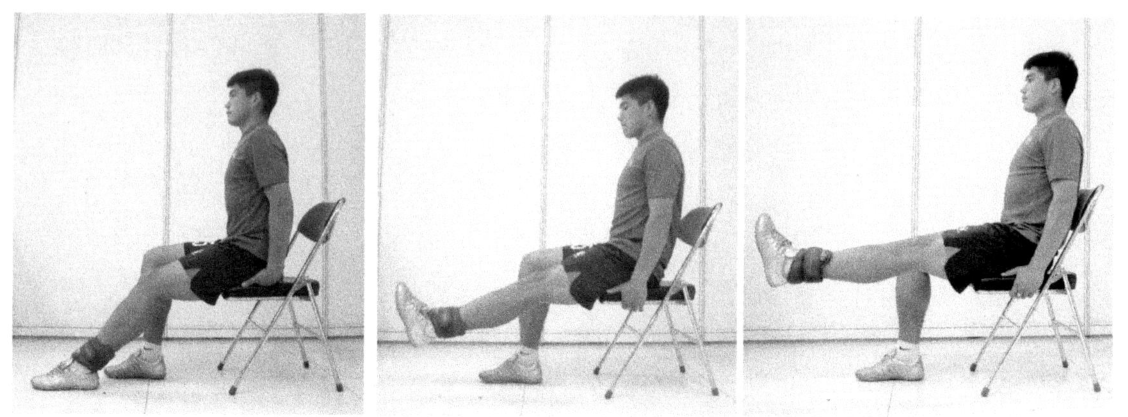

图2-85 负重腿屈伸

（3）侧卧抬腿

侧卧位膝伸直侧方抬腿反复运动（可加沙袋或弹力带进行抗阻练习）。（图2-86）

（4）双膝夹球

仰卧位，或坐位，双膝夹持一皮球反复挤压。（图2-87）

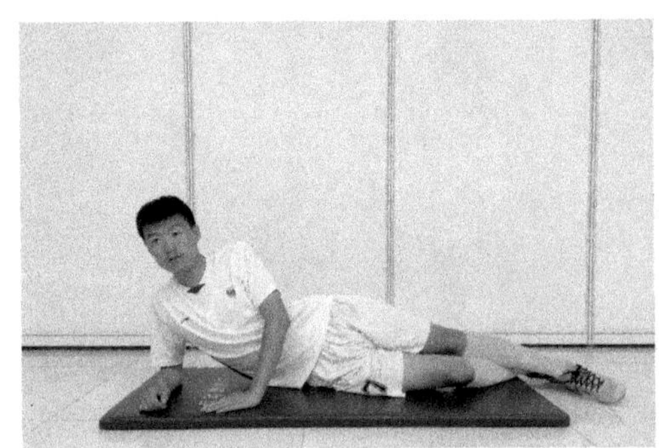
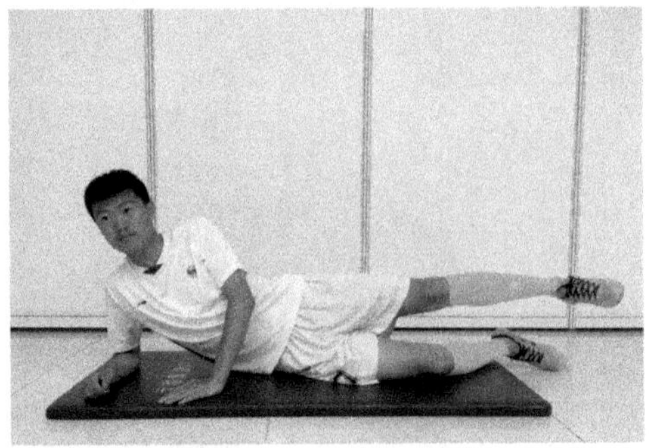

图2-86 侧卧抬腿

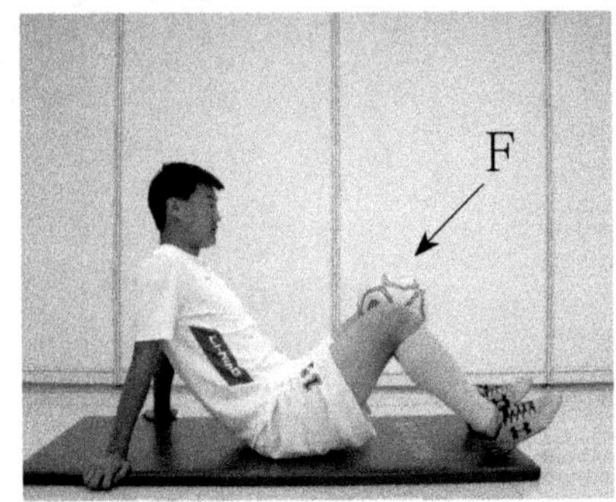

图2-87 双膝夹球

（5）腿举

两腿用力向上蹬板，到两腿完全伸直，同时尽力收缩股四头肌。静止一秒钟，屈膝，让加重板慢慢下降到原先卡定的高度。重复再做。（图2-88）

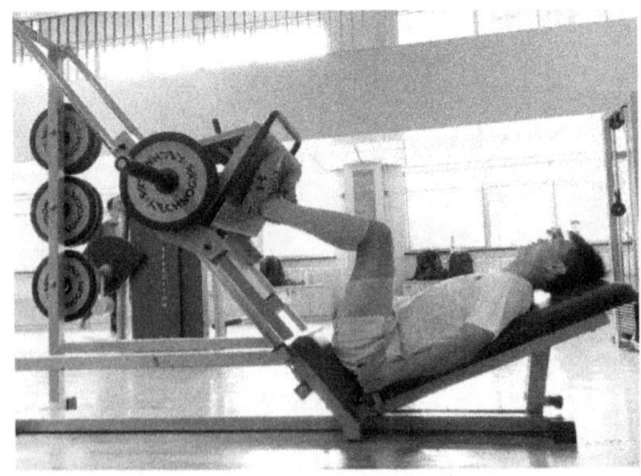

图2-88 腿举

（6）负重深蹲起、半蹲起（图2-89）

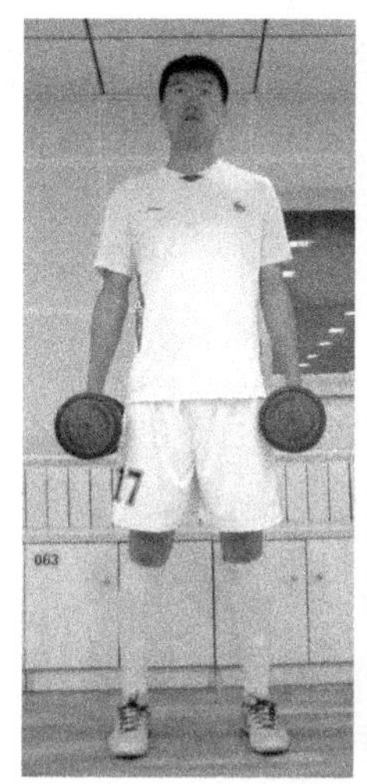
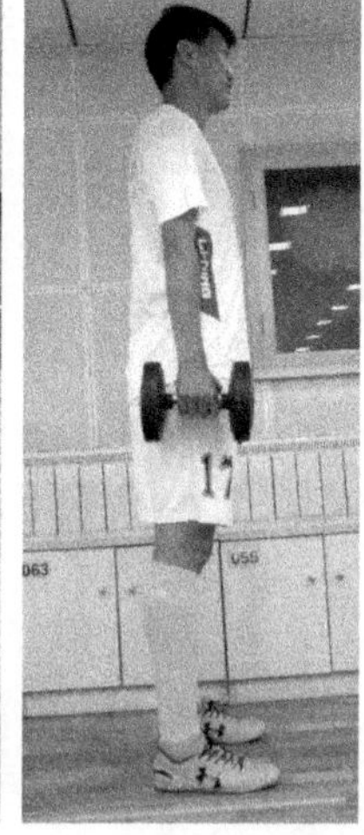
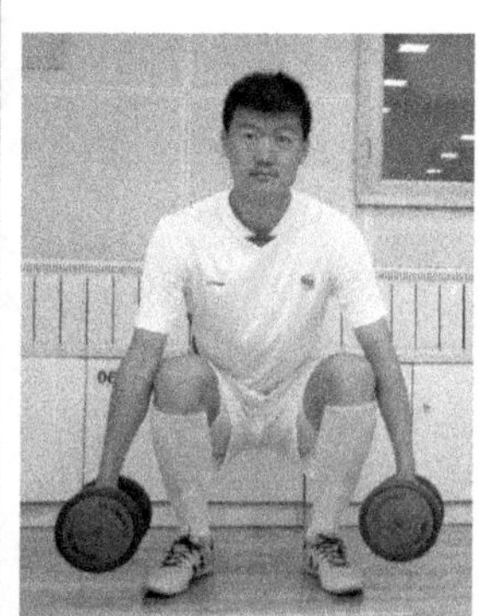
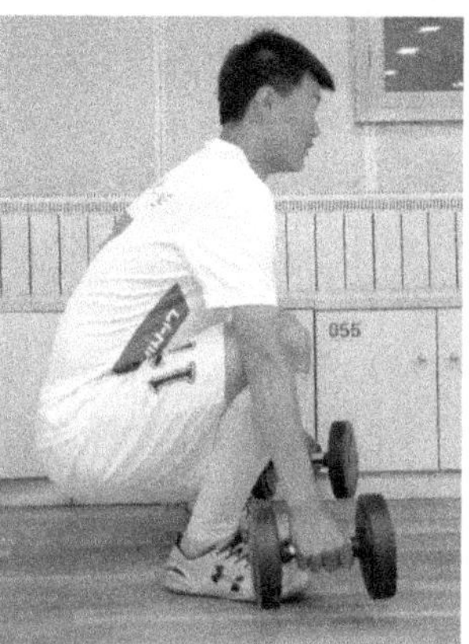

负重深蹲（正、侧）

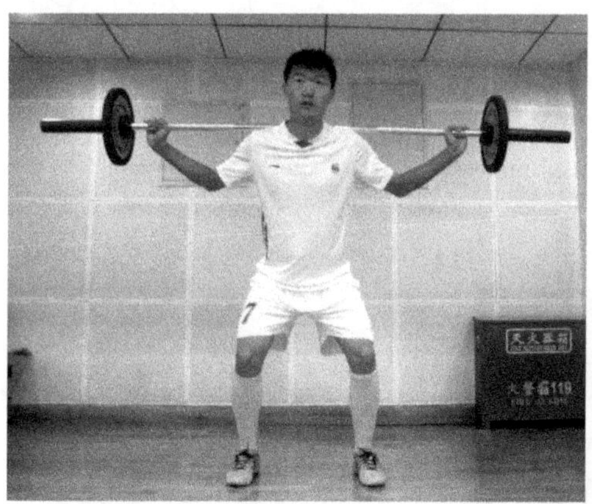
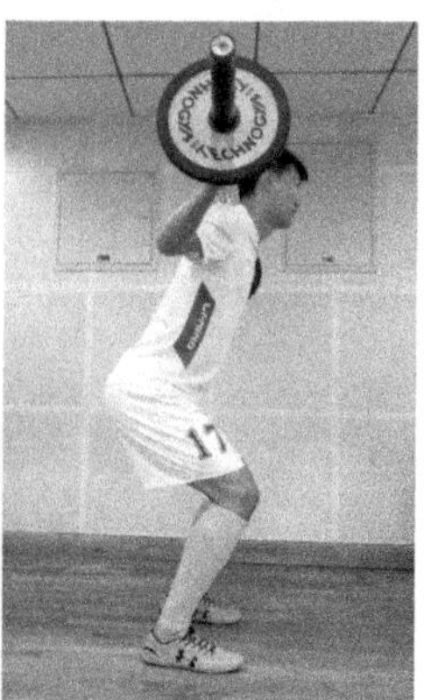
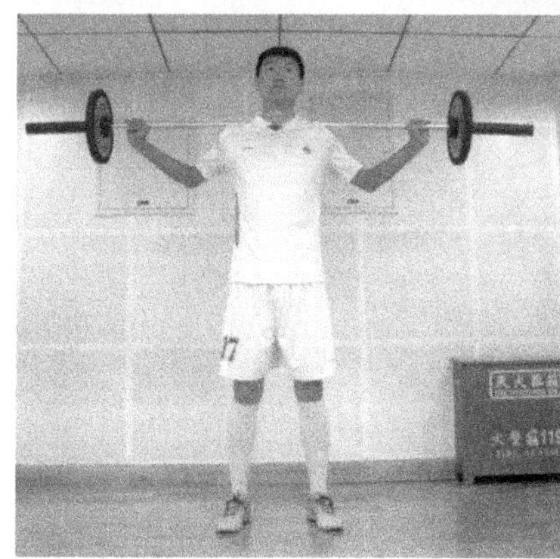
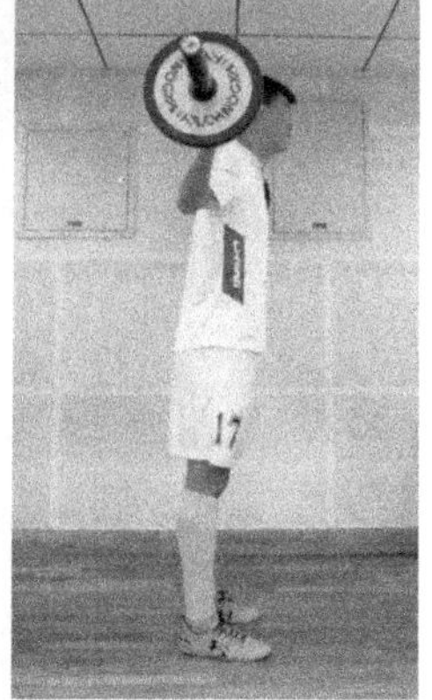

负重半蹲（正、侧）

图2-89 负重蹲起

2. 内收肌拉伤

损伤机制：因内收肌在运动中急剧收缩或过度牵拉而引起的损伤，可能为肌肉微细损伤，也可能肌肉部分撕裂或完全断裂。肌肉拉伤严重者，如将肌腹或肌腱拉断者，应抓紧时间去医院作手术缝合。在足球运动中通常因为过度用力摆腿踢球导致，或日常训练中微细损伤累积造成损伤。

症状：症状一般很典型，大腿内侧疼痛、内收无力、压痛、肿胀、肌肉紧张、发硬、痉挛、不能分腿、跑步、功能障碍。当受伤肌肉主动收缩或被动拉长时疼痛加重，肌肉收缩抗阻力试验阳性，即疼痛加剧或有断裂的凹陷出现。有些运动员受伤时有撕裂样感，肿胀明显及皮下淤血严重，触摸局部有凹陷或见一端异常隆起者，可能为肌肉断裂。

治疗：受伤后立即停止运动、冰敷，24小时后轻度拉伤者可针灸、按摩和物理治疗，严重者应考虑手术治疗。

康复训练方法

（1）急性期

PRICE原则，做好制动，冰敷。

（2）恢复期

① 开始介入手法治疗，以放松手法为主，推法、滚法，手法较轻；中后期可用重手法、拇指推、揉拿、点按等，并配合内收肌的牵拉。

② 力量训练，增强内收肌力量，并且做好牵拉，增强肌肉伸展性。

· 内收肌牵拉（图2-90）

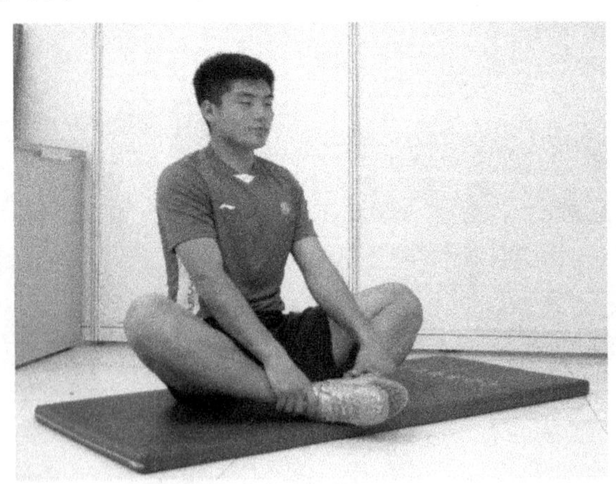

图2-90 牵拉内收肌

· 内收肌力量练习（图2-91）

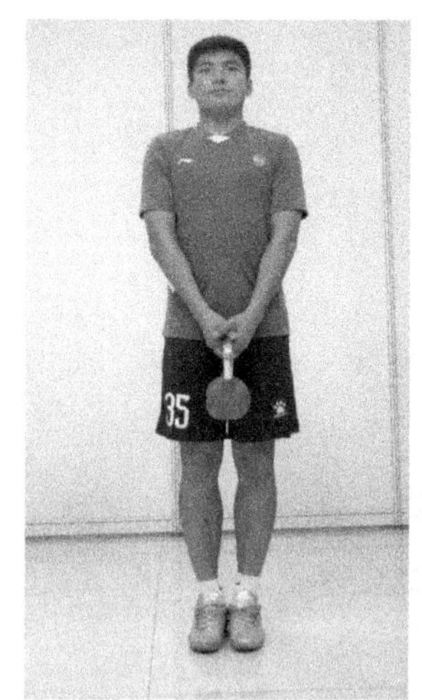
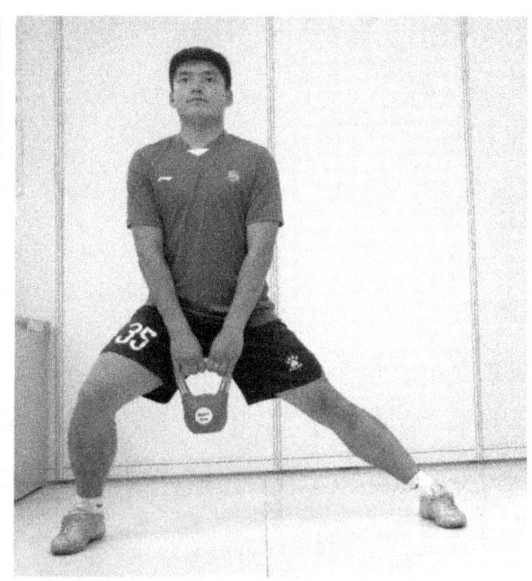

壶铃

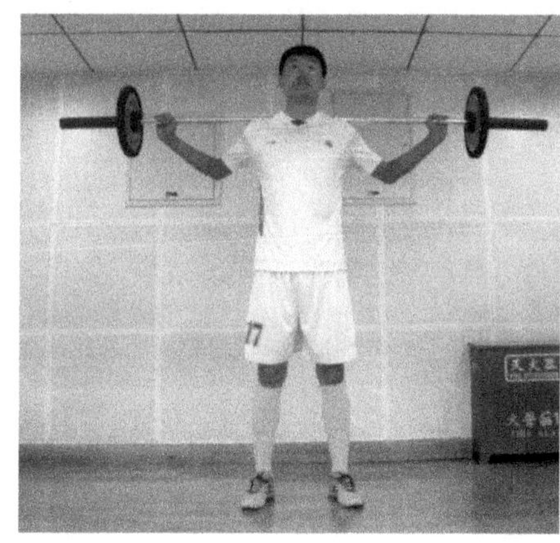
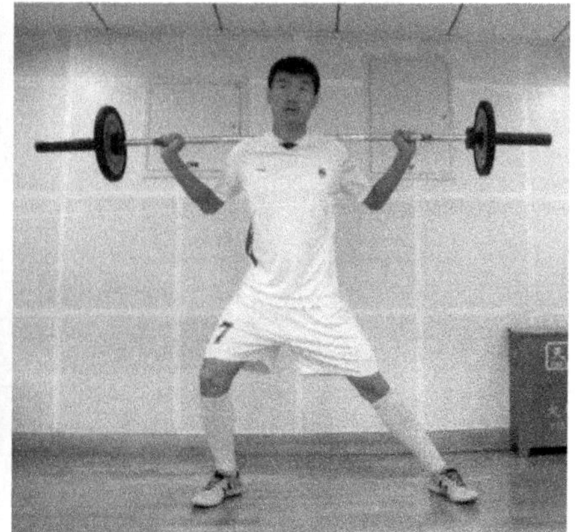

杠铃

图2-91　内收肌力量练习

3. 腘绳肌拉伤

损伤机制：劳损型多为逐渐发生，微细损伤累积的结果，急性损伤多为肌肉在运动中急剧收缩或过度牵拉引起的损伤，如加速跑后蹬腿或压腿劈叉等动作。肌肉拉伤严重者，或合并出血血肿者，应抓紧时间去医院作手术缝合。在足球运动中通常因为过度用力踢球导致，或大量的技术动作造成疲劳，形成损伤。（图2-92）

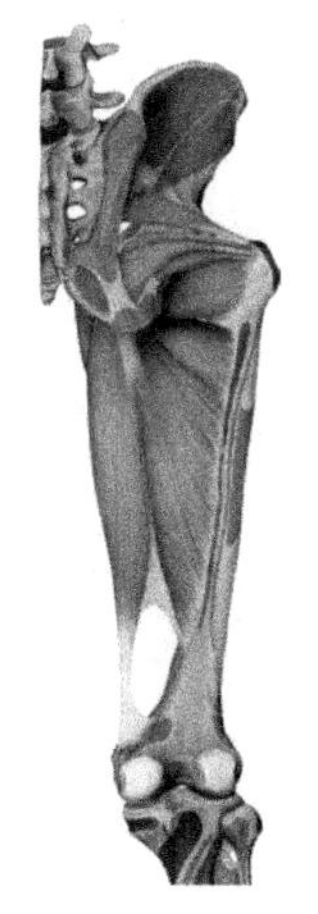

图2-92　腘绳肌解剖结构

症状：局部疼痛、压痛、肿胀、肌肉紧张、发硬、痉挛、功能障碍。当受伤肌肉主动收缩或被动拉长时疼痛加重，肌肉收缩抗阻力试验阳性，即疼痛加剧或有断裂的凹陷出现。有些运动员受伤时有撕裂样感，肿胀明显及皮下淤血严重，触摸局部有凹陷或见一端异常隆起者，可能为肌肉断裂。

治疗：受伤后立即停止训练或比赛，不要勉强坚持，采取加压包扎、冷敷、抬高患肢拉长肌肉等措施，24小时后轻度拉伤者可针灸、按摩和物理治疗，上述治疗无效者可用强的松龙封闭，严重者应考虑手术治疗。

康复训练方法：

（1）急性期

PRICE原则，做好制动，冰敷。

（2）恢复期

① 开始介入手法治疗，以放松手法为主，推法、滚法，手法较轻；中后期可用重手法，拇指推、揉拿、点按等，并配合腘绳肌的牵拉。

② 力量训练，增强腘绳肌力量，并且做好牵拉，增强肌肉伸展性。

③ 逐渐加入快走、慢跑等活动，注意运动量和强度的控制，循序渐进。

· 主动牵拉腘绳肌（图2-93）

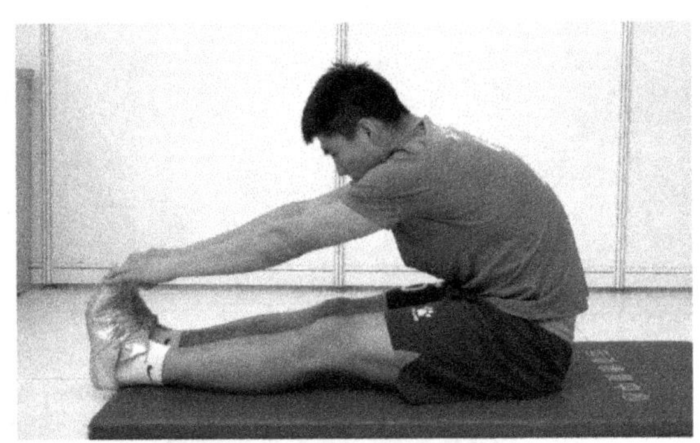

图2-93 坐位牵拉腘绳肌

· 站立位牵拉腘绳肌（图2-94）

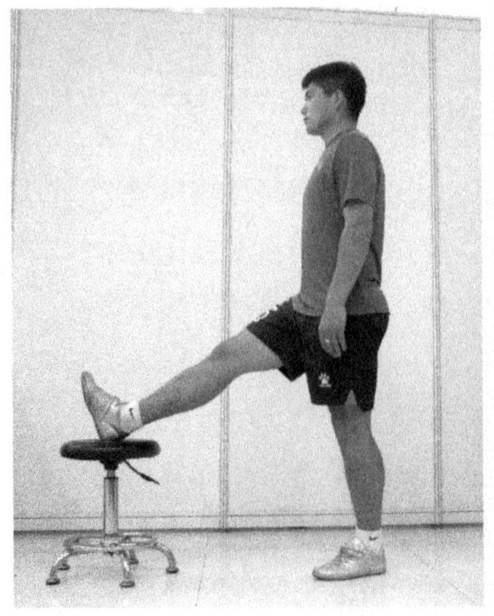

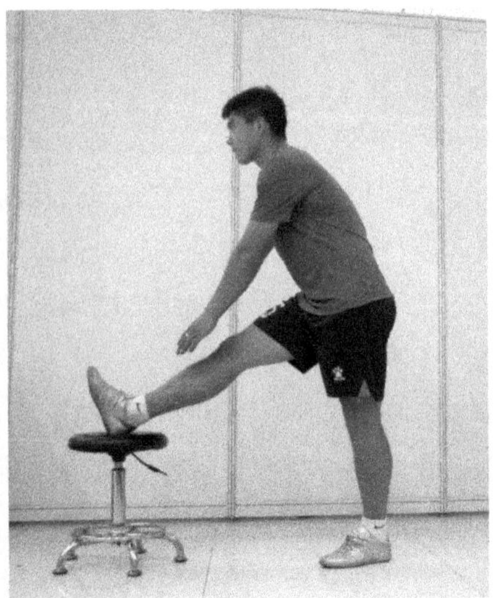

图2-94 站位牵拉腘绳肌

· 扶墙位牵拉腘绳肌（图2–95）

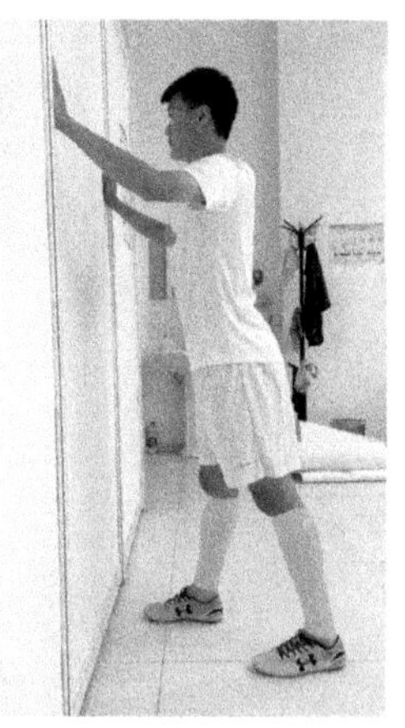

图2–95 扶墙牵拉腘绳肌

· 仰卧位牵拉腘绳肌（图2–96）

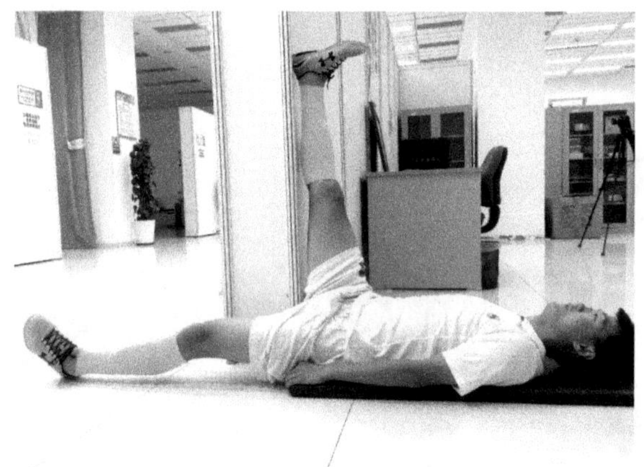

图2–96 仰卧牵拉腘绳肌

· 被动牵拉腘绳肌（图2–97）

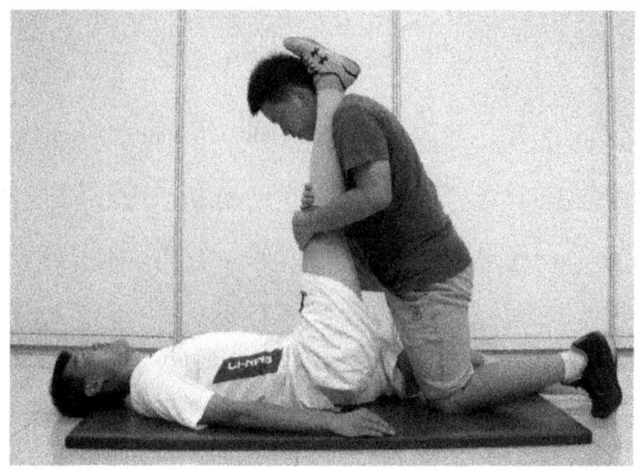

图2–97 被动牵拉腘绳肌

· 弹力带负重练习腘绳肌（图2-98）

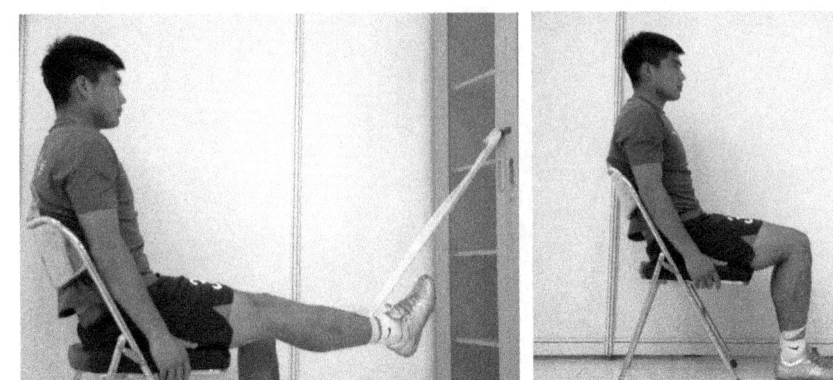

图2-98 腘绳肌力量练习（弹力带）

· 腘绳肌离心练习（图2-99）

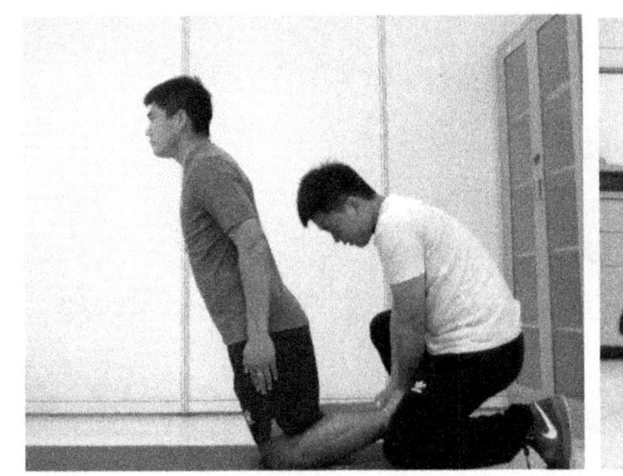

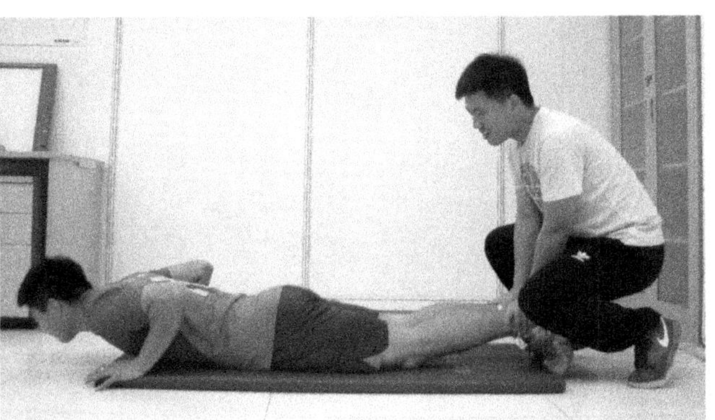

图2-99 腘绳肌离心力量练习

四、小　腿

（一）解剖结构

小腿肌肉分为三个部分，前群、后群、外侧群。最为发达的后群肌，主要包括：小腿三头肌，即浅层的腓肠肌和深层的比目鱼肌，腓肠肌是指小腿后面浅层的大块肌肉，俗称小腿肚子。腓肠肌以两个头分别起自股骨的内、外上髁，比目鱼肌在腓肠肌的深面，起于胫、腓骨上端的后面，两肌在小腿中部结合，向下移行为粗壮的跟腱止于跟骨结节。后群肌还有胫骨后肌、跗长屈肌、趾长屈肌。（图2-100）

小腿的前群肌分为胫骨前肌、跗长伸肌、趾长伸肌。

外侧肌群包括使足跖屈曲功能的腓骨长短肌。

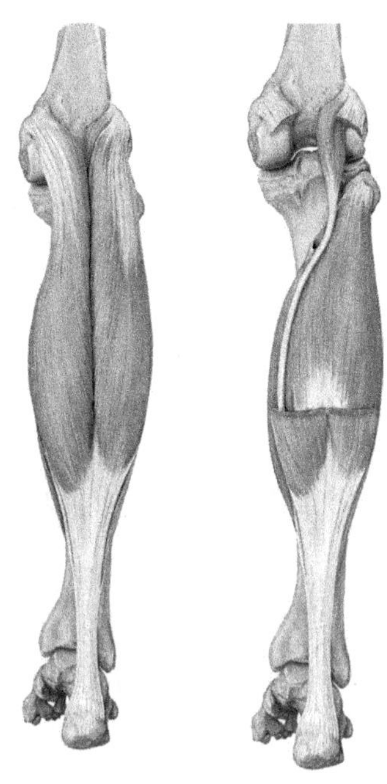

图2-100 小腿解剖结构

（二）小腿常见损伤

1. 腓肠肌、跖肌损伤

小腿三头肌损伤和跖肌腱断裂是常见的运动创伤之一，二者临床症状近似，常将这一类损伤归之为网球腿，虽然该伤是小外伤，但如不及时恰当治疗，长期不愈，往往影响训练和运动成绩的提高。

损伤机制：大多数是由于膝关节伸直时再突然蹬地提踵起跳这种下肢爆发式用力以及准备活动不充分或长期紧张训练、过度疲劳导致损伤。常见于跳跃、赛跑和球类项目。另外，在膝关节伸直位时一个严重的外翻或内翻扭伤，如外力撞击和踢伤，也容易造成损伤。跖肌其实是个退化的肌肉，不少人还没有这块肌肉，跖肌肌腹短小、肌腱细长，它参与运动的作用不大，但由于其力量薄弱，突然跖屈踝关节，伸直膝关节时，跖肌受到牵拉，则可能发生断裂。

症状：大部分在运动中有直接或间接的损失史，受伤即刻小腿后面感觉受了打击或者“中弹”似的非常疼痛，被迫停止运动，不能跑跳，有的受伤时能听到一响声。主诉小腿后部疼痛，跛行，提踵后蹬疼痛加剧，受伤当时外形无改变，稍后有可能肿胀、变形、皮下出血，小腿三头肌有压痛，腓肠肌疼痛的部位常在小腿中段肌腹与肌腱交接处附近，部分发生在肌腹处疼痛。跖肌损伤时会有肌肉酸痛僵硬等不适的感觉，小腿后侧会有较强不适感，顺跖肌腱细查常有一较敏锐的压痛点。晚期可以触到较硬的瘢痕组织。

治疗：如拉伤可加压包扎、局部压痛点封闭，24小时后配合物理治疗、针灸等；如跖肌腱断裂可早期卧床休息，疼痛减轻后下床步行，辅以物理治疗、针灸、中药外敷、封闭等可获得较好效果；如腓肠肌内外侧头断裂建议进行手术修补。

2. 跟腱炎

损伤机制：跟腱炎 (Achilles tendonitis) 是指跟腱发生了炎症。一般来说，它是因为在运动过程中，跑跳过多，小腿腓肠肌和跟腱承受了太大的压力，局部劳损导致的。另外，突然增加锻炼的强度或频率也常会引起跟腱炎。

症状：最初感觉跟腱运动前后疼痛，活动开后疼痛减轻，如不及时注意，病情加重，疼痛加剧，触痛，可能伴有肿胀，小腿三头肌收缩时疼痛，跑步和跳跃时疼痛加剧，甚至走路和不负重时屈伸踝关节时也疼痛。

治疗：制动、冰敷、使用消炎药，可施加按摩手法和物理治疗。

康复训练方法：

前期做好制动、冰敷，辅以理疗如超声波治疗；后期进行缓慢的牵拉，针对腓肠肌、比目鱼肌进行力量训练（类似踝关节的训练，闭合链为主）。

（1）弹力带练习（图2-101）

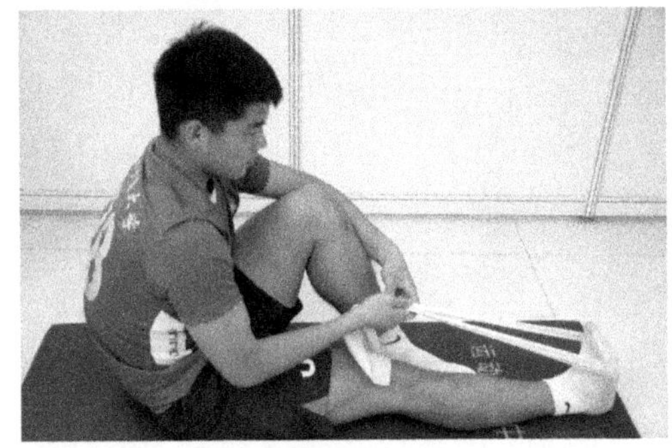

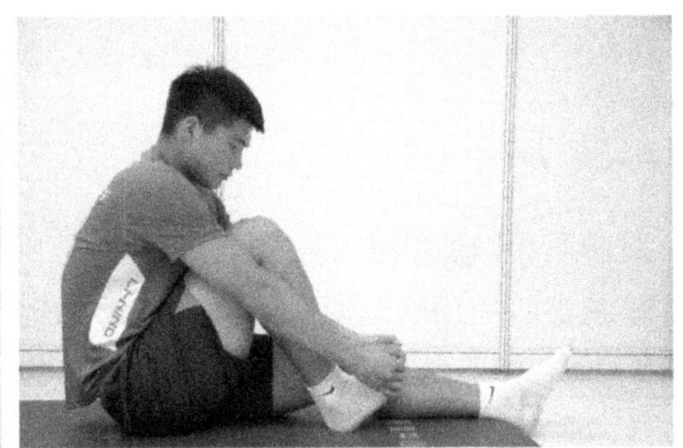

图2-101 抗阻练习（弹力带、徒手）

（2）单脚提踵（图2-102）

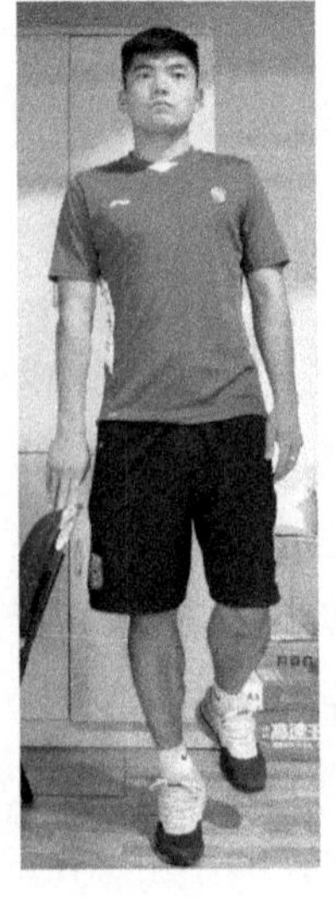

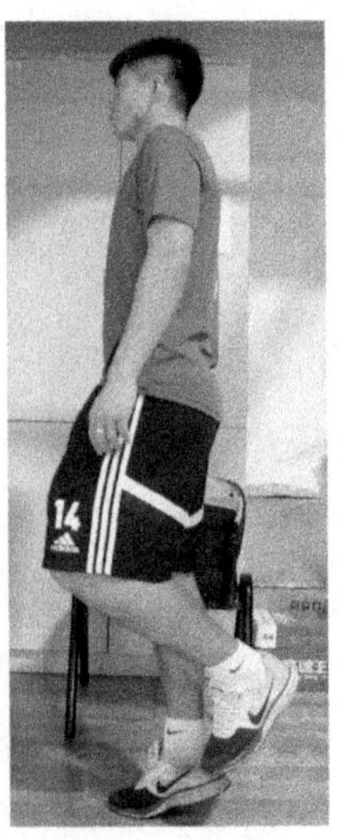

图2-102 单脚提踵（正、侧）

3. 跟腱断裂

跟腱是人体内最粗、最强大的肌腱，长约15cm，它位于小腿下段后方，连接小腿三头肌和跟骨，其主要功能是负责踝关节的跖屈，对于行走、跑步、跳跃等动作的完成起着重要作用。跟腱断裂后患者的行走功能将受到严重影响。跟腱断裂常见于运动中。近年来，其发生率不断增加，与跟腱无法承受这种突然超负荷的运动有关，同时慢性劳损炎症引起的肌腱质量下降也容易引起跟腱断裂。在所有的跟腱断裂病例中，超过75%的病例为体育活动中30～50岁年龄段的运动者。

损伤机制：跟腱病变是最常见的与跑步相关的肌腱病变。多数研究认为跟腱断裂可以因为跟腱处于紧张状态再受外力撞击而断裂，也可以因为踝关节在过伸位突然用力受伤，有些是在起跳或落地时发生，其中已患跟腱腱围炎的人更易断裂。

症状：多数跟腱断裂发生于运动中做弹跳或蹬踏动作时。患者常诉足跟后方有“砰”的撞击感，随即出现提踵无力，无法完成蹬地、跳跃等动作。表现为行走困难及推进无力。查体最初表现为跟腱后方凹陷。随着软组织逐渐肿胀，这些体征常会被掩盖。常沿踝关节后方出现瘀斑和肿胀。最为简单可靠的检查方法，是通过挤压小腿后方肌肉（Thompson征）来判断腓肠肌--比目鱼肌复合体的连续性。在俯卧位时挤压患者小腿后方肌肉，如果不能使足部出现可对抗重力的跖屈，就可以确诊为跟腱断裂。还可出现“足过度背伸征”，这需要与健侧足的背伸角度相对比。但是急性损伤后这一征象常由于患者疼痛拒动而难以引出。除非受伤后的时间足够长，疼痛不那么明显时才能发现。

治疗：可选择石膏固定，也可选择手术缝合。

康复训练方法：

可应用跖屈位石膏或者硬质可穿脱的足靴，促使两跟腱断端相互靠近来促进跟腱断端愈合，固定时间一般为6～8周。术后即可进行远端趾关节的活动练习，慢慢增加练习难度。从最开始的去重力，到抗重力，再到抗轻微负荷，最后到抗重负荷。

（1）提踵练习（图2-103）

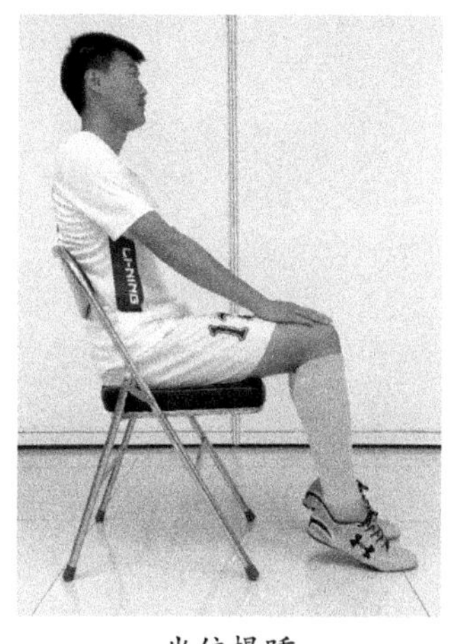

坐位提踵

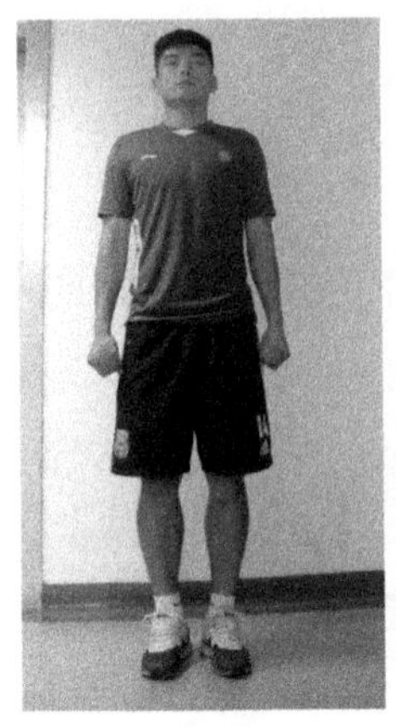
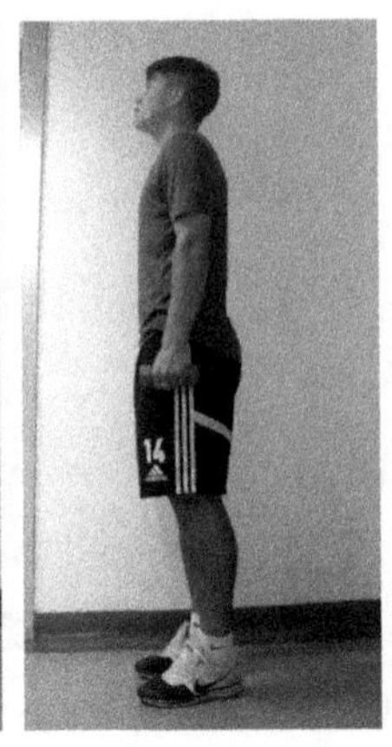
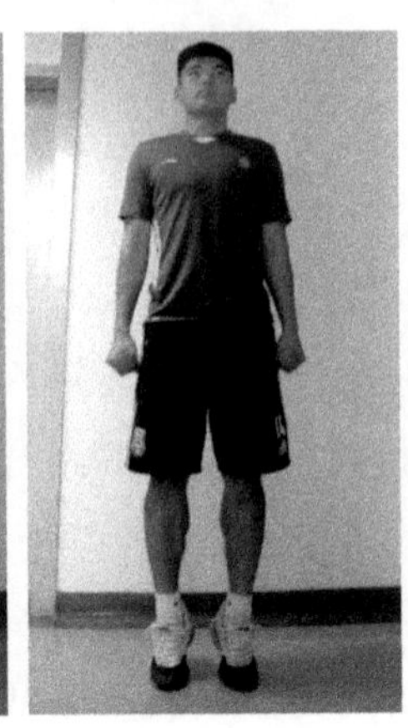
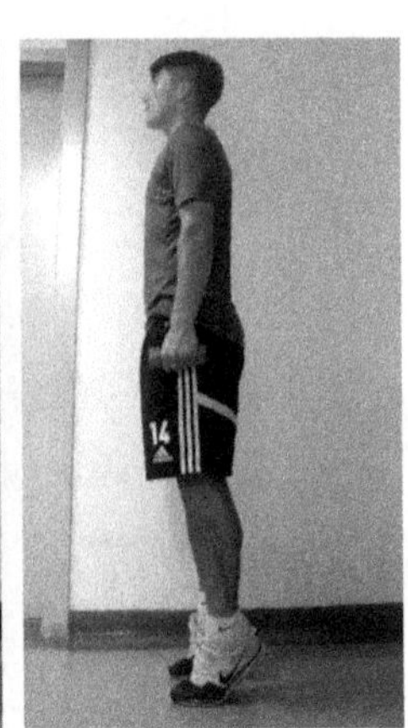

站立位提踵（正、侧）

图2-103 提踵练习

（2）弓箭步练习（图2-104）

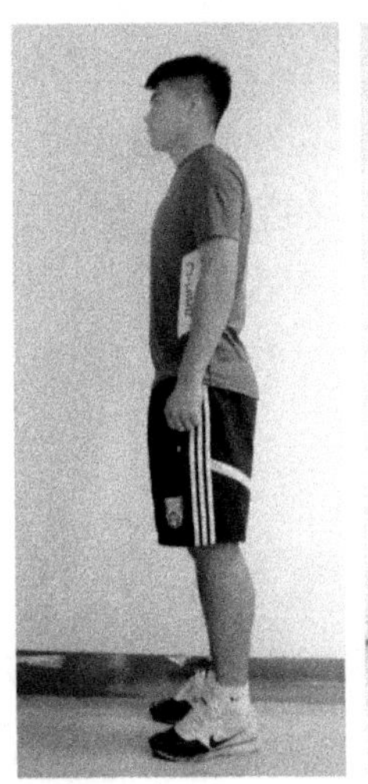
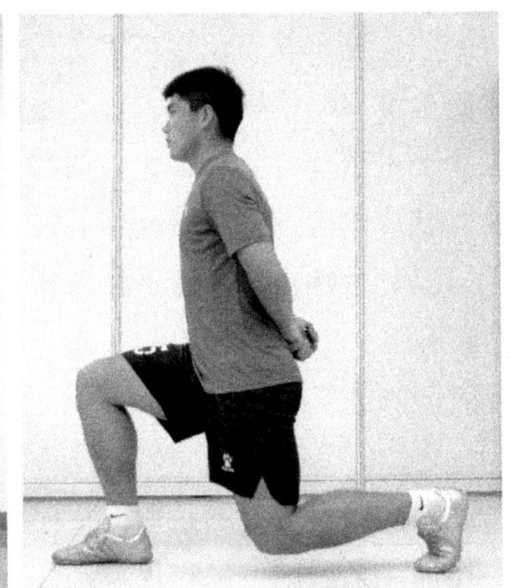

图2-104 弓箭步练习

（3）平衡练习（图2-105）

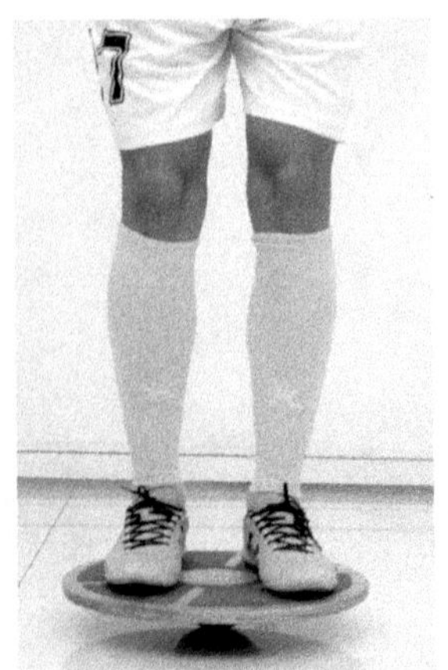

图2-105 平衡盘练习

第三章
营养及运动饮料

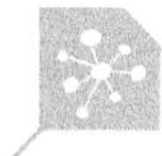

体能训练不仅受训练水平的影响，很大程度上也取决于运动员的营养水平。在体能训练中，将合理营养与科学的体能训练相结合，是有利于训练水平提高的；反之，营养不合理不但会降低训练水平和运动能力，还会影响运动后体能的恢复和健康状态。因此，近年来膳食营养、合理补液对运动员体能训练和健康水平的影响已受到广泛的关注。为提高运动员的运动能力，保证其在体能训练中良好的健康水平、机能状态、体力适应能力及训练后的恢复，应密切关注运动员的饮食和营养的摄入情况及运动饮料补液情况，并且加强运动员营养和补液等知识的教育。

通常一场足球比赛最少耗时90分钟，在这90分钟的时间里运动员完成速度、耐力和力量等方面的拼搏，要求运动员具有良好的身体素质，而良好的身体素质是需要营养来维护的。对于足球运动员来说，合理的营养相当于品质好的汽油，特殊营养补充的调理像是赛车的助燃剂。据研究：足球运动每分钟消耗的能量为9.17kcal，专家推荐：球类项目（包括足球）运动员能量需求的推荐值根据体重差别从3700~4700kcal不等。营养学家推荐的三大营养素占一日总热量的百分比是：蛋白质12%~15%、脂肪25%~30%（不超过35%）、碳水化合物55%~60%。从近几年对我国足球运动员的膳食情况调查发现，我国运动员的碳水化合物摄入严重不足，同时蛋白质、脂肪摄入却过多。

第一节　热能与膳食营养素

人体的一切生命活动及所从事的种种活动都需要热能，而人体的热能主要来源于食物。营养是保证体能训练正常进行的物质基础。人的体能要受训练、遗传、健康状态、心理等多种因素的影响，而合理营养是其中一个最重要的因素。虽然营养不能取代训练或遗传，但合理营养是健康的基础，合理营养与科学训练相结合，将有利于运动能力的提高；相反，营养不合理不但会降低运动能力，而且会影响运动后的恢复和健康水平。所以，良好的营养是保证训练、比赛的顺利进行，提高运动能力的重要保障。

人体所需的热能是从食物中获得的。食物中的供能物质主要是碳水化合物、脂肪、蛋白质，这三类营养素又称为产能营养素。所谓营养素（nutrient）就是食物中含有的维持人体正常生理功能，促进生长发育和健康的化学物质。除以上三类产能营养素外，人体所需的营养素还有维生素、无机盐、水三大类。下面简单介绍一下热能与膳食营养素。

一、热能

人体的活动不论生理活动、体育活动还是劳动，都与体内的能量代谢分不开。常用的热能单位是卡（cal）、千卡（kcal）；国际单位为焦（J）或千焦（KJ），1卡＝4.184焦。

（一）人体热能消耗的构成

1. 基础代谢

基础代谢是指维持机体最基本生命活动所消耗的能量。按FAO（1990年）要求基础代谢是指空腹12~14小时后，清晨清醒静卧、室温26~30℃，无任何体力活动和紧张的思维活动、全身肌肉松弛、消化系统处于静止状态下，只有呼吸、心跳等最基本的生命活动时的能量消耗。基础代谢情况可用基础代谢率（BMR）来表示。BMR是指单位时间内人体基础代谢所消耗的能量。

2. 体力活动

体力活动包括劳动与体育活动，是机体能量消耗的主要部分。每日从事各种活动消耗的能量，主要取决于体力活动的强度和持续时间。

3. 食物的特殊动力作用

食物的特殊动力作用也称食物的热效应（TEF），是指人体摄食过程中，包括消化、吸收、合成活动和营养素及营养素代谢产物之间相互转化过程中所额外消耗的能量。每日食物特殊动力作用所消耗能量相当于基础代谢的10%。

4. 生长发育

儿童、青少年的生长发育所需要的能量。据Waterlowd的测定结果，体内每增加1g新组织约需4.78kcal能量。

（二）热能的供给

在营养学上需要（requirement）和供给（allowance）是两个相联系又相区别的概念。前者是维持机体正常功能所需要的数量；后者是在已知需要量的前提下，按食物的生产水平和人们的饮食习惯，同时考虑个体差异和人群情况所设的个体安全量。供给量通常高于需要量。

二、蛋白质

蛋白质（protein）是生命的基础。它不仅是构成人体组织的基本材料，而且是机体合成多种具有特殊生理功能物质的原料。

（一）蛋白质的生理功能

1.人体组织、细胞的主要结构成分

人体的蛋白质含量仅次于水，约占体重的1／5。除脂肪与骨骼外，人体其他组织内蛋白质的含量都要比碳水化合物和脂类多。人体的生长发育、组织更新、损伤后组织的修复都需要蛋白质。

2.调节生理功能

蛋白质具有多种特殊的生理功能。如人体内的酶蛋白和激素蛋白对机体代谢有调节和催化作用；血红蛋白和肌红蛋白能够运输并储存氧；血浆蛋白维持体内渗透压的平衡；抗体蛋白有免疫作用等。

3.供给热能

虽然各种蛋白质更新的时间长短不一，但人体内的蛋白质代谢非常活跃。例如，一个70kg的成人每天体内约有300g蛋白质被更新。1g蛋白质在体内完全氧化分解可释放4 kcal热量，人体每天所需热量的10%～14%来自蛋白质。

4.体内其他含氮物质的合成原料

体内重要的含氮物质，如嘧啶、嘌呤、肌酸、胆碱、肉碱、牛黄酸等都需要蛋白质作为合成原料。而这些物质与人神经系统功能、记忆能力和遗传等重要生理功能有密切关系。

（二）膳食蛋白质的食物来源和供给

1.膳食蛋白质的来源

膳食蛋白质的最好来源是各种动物性食物，如肉类、鱼类、蛋类、奶类及各种动物内脏，其中鸡蛋和人乳蛋白是营养价值最高的蛋白质。植物性食物除豆类、坚果类蛋白质含量较高外，其余含量均很低，并缺少一些必需氨基酸，营养价值较低。此外，食用菌、藻类（如螺旋藻、小球藻）作为蛋白质食物来源，除蛋白质含量高外，还有其他营养保健作用[2]。

2.蛋白质的供给

一个人蛋白质的需要量要根据活动强度、肌肉数量的多少、年龄及不同生理状况而定，并因食物的来源而有所不同。根据中国居民膳食蛋白质推荐摄入量（RNI）标准，正常成年人每日蛋白质供给按1.16g蛋白/kg体重计，一般应占热能供给总量的10%~12%[2]，并且在考虑蛋白质摄取同时，应保证热能供给充足，这样蛋白质才能有效地被利用。

三、脂类

脂类包括脂肪、类脂。脂肪是人体重要的供能营养素，也是体内主要的储能物质。类脂是细胞的构成原料，主要包括磷脂和胆固醇，而胆固醇还是人体合成类固醇激素的原料。

（一）脂类的生理功能

1.供能和储能、维持体温

脂肪的主要功用是供能和储能。体内摄入的多余热量会以脂肪的形式储存起来。1g脂肪在体内完全氧化可产生9 kcal的热量。因此，在某种情况下，脂肪是人体的主要能源。

2.构成机体的重要原料

脂肪也是构成机体组织、细胞的主要成分。

3.促进脂溶性维生素的吸收和利用

脂肪是脂溶性维生素A、D、E、K的载体，可协助脂溶性维生素A、D、E、K和胡萝卜素的吸收和利用。

4.增进食欲、增加饱腹感

膳食脂肪能增加食物的美味，促进食欲，延缓胃排空时间，增强饱腹感。

5.保证体征发育

研究表明，脂肪对女性生理更有特殊的意义。当女性身体内脂肪含量正常时，脑垂体才能产生性激素，促进性成熟和女性特征的出现，并且女性体脂率在22%以上时，才能维持正常的月经和激素水平[2]。

（二）膳食脂肪的来源和供给量

1.膳食脂类的来源

在动物性食物中，动物油（含脂肪90%~100%）、动物肝脏、乳及乳制品（含脂肪2%~90%）、蛋（含脂肪6%~30%）及鱼肝油中脂肪的含量高。植物性食物，如芝麻、菜籽、大豆、花生、植物油中也含有一定量的脂肪。

2.脂类的供给量

脂肪的供给量与年龄、体型、季节及劳动（运动）强度有关。2000年重新修订的中国居民膳食脂肪适宜摄入量（AI）建议，成人摄入的脂肪所提供的能量应占总热量的20%~25%为宜，这个相当于每日供给脂肪58~72g（包括食物中脂肪和烹调油）；儿童、青少年占总热量的25%~30%[2]。

四、碳水化合物

膳食中的碳水化合物可分为两类；一类是可以被人体消化吸收与利用的，是人体的必需营养素；另一类是人体不能消化吸收的，但对人体有益的膳食纤维，是人体的膳食必需成分。两类碳水化合物对人体健康都具有重要意义。

（一）碳水化合物的生理功能

膳食碳水化合物有淀粉、双糖、单糖，通过消化吸收进入人体内的主要是葡萄糖，在体内葡萄糖可合成糖原。

1.供给热能

碳水化合物是人体主要的供能营养素，1g碳水化合物完全氧化可释放4 kcal热量。碳水化合物作为供能物质有许多优点，它在氧化时耗氧少（1g糖氧化需要氧0.81L，而1g脂肪或蛋白质氧化则分别耗氧1.96L和0.94L），并且在有氧或无氧的条件下都能释放出热能。短时间大强度运动时的热能几乎全都是由糖供给的。

2.参与构成重要的生命物质

碳水化合物存在于一切细胞之中。如RNA中的核糖、DNA中的脱氧核糖，而细胞膜中的糖蛋白、神经组织中的糖脂和结缔组织中的粘蛋白都含有丰富的糖。此外，糖还参与受体结构、细胞间信息传递等。

3.解毒保肝作用

糖与蛋白质结合成糖蛋白，保持蛋白质在肝脏内的储备；糖可增加肝糖原的储存，维护和加强肝脏功能；葡萄糖醛酸直接参与肝脏的解毒功能。

4.维持心脏、骨骼肌和中枢神经系统的功能

心脏的活动主要靠磷酸葡萄糖和糖原供能，肌糖原是骨骼肌进行正常活动的能源保障，而中枢神经系统特别是大脑进行正常生理活动的主要能源就是血糖，大脑每天需要糖约100～120g。

5.膳食纤维的有益作用

一些膳食纤维如纤维素、果胶等虽不能被人体消化吸收但能促进消化液分泌，刺激胃肠蠕动，有助于人体正常消化并防止便秘；可吸附胆酸，减少胆酸的重吸收，促进肝内胆固醇代谢为胆酸排出，从而减低血清胆固醇；膳食纤维还能吸附某些食品添加剂、农药、洗涤剂等化学物质，有利于健康。

6.抗生酮作用

肝脏中脂肪的彻底氧化需要糖的参与。在糖缺乏的情况下，脂肪氧化不完全将会产生酮体，影响机体正常的生理功能。

（二）膳食碳水化合物的来源和供给量

1.膳食碳水化合物的来源

碳水化合物的主要来源是粮食（米、面、玉米、高粱米等）、豆类和根茎类食物（甘

薯、马铃薯）中所含的淀粉，此外，水果、瓜类也含糖。

2.碳水化合物的供给量

根据我国的实际情况制定的中国居民膳食碳水化合物适宜摄入量（AI）建议碳水化合物应提供55%~65%的膳食总能量，并且这些碳水化合物来源应不同，包括淀粉、非淀粉多糖和低聚糖类等[2]。

五、维生素

维生素是维持人的生命和正常生理功能不可缺少的一种营养素。按其溶解性质，可分为两种。一类是脂溶性维生素，包括维生素A、D、E、K，另一类是水溶性维生素，又分为维生素B族和维生素C族两类。其中，B族维生素有硫胺素（VB1）、核黄素（VB2）、尼克酸（VPP）、吡哆素（VB6）、钴胺素（VB12）、叶酸、泛酸和生物素8种。现将膳食中容易缺乏或与运动能力关系密切的维生素的生理功能、膳食来源和供给量情况分述如下。

（一）维生素的生理功能

1. 脂溶性维生素

（1）维生素A（又名视黄醇）

① 保持正常视觉：视网膜上的感光物质视紫红质是由维生素A和视蛋白结合而成的，有维持弱光下视力的作用。如缺乏维生素A，就会影响视紫红质的合成，引起夜盲症。

② 维持上皮细胞组织的完整和健全：维生素A可能影响粘膜细胞中糖蛋白的生物合成，及膜的正常结构。机体的上皮组织包括表皮、呼吸、消化、泌尿系统、腺体等。维生素A缺乏时，可以引起上皮组织的改变，如腺体分泌减少，上皮干燥、角化及增生。

③ 清除自由基，延缓衰老：维生素A的前体胡萝卜素有较强的抗氧化作用，可清除自由基延缓衰老。

④ 可促进生长发育：维生素A可促进蛋白质的生物合成及骨细胞的分化，促进牙齿和骨骼的正常发育。

（2）维生素D（又名抗佝偻病维生素）

① 促进钙、磷的吸收，维持正常血钙水平和磷酸盐水平：维生素D是调节钙磷代谢的主要物质。

② 促进骨骼和牙齿的生长发育：通过维生素D 的作用，机体可充分地吸收钙和磷，促进骨骼和牙齿的发育。

（3）维生素E（又名生育酚）

① 抗氧化作用：维生素E是一种强抗氧化剂，它能保护细胞膜免受不饱和脂肪酸的氧化，在延缓衰老，提高运动能力等方面起着重要的作用。

② 与硒协同清除自由基：同为自由基清除剂，二者间表现出相互节省效应，也就是说维生素E有节省或部分替代硒的功能，硒也能治疗维生素E的某些缺乏症，二者之间有协同作用。

③ 促进肌肉生长发育：维生素E 缺乏会引起肌肉萎缩症，补充维生素E 就可以减少肌肉内氧的消耗量，治疗肌肉萎缩症。

④ 抗衰老作用：维生素E可有效地阻止不饱和脂肪酸的氧化，从而防止皮肤的老化。另外，维生素E 与维生素C协同作用，可以使皮肤保持弹性、光泽。

（4）维生素K（又名凝血维生素）

① 促进血液凝固：维生素K与凝血因子的合成有关。人体缺少它，凝血时间延长，严重者会流血不止，甚至死亡。对女性来说可减少生理期大量出血，还可防止内出血及痔疮。经常流鼻血的人，可以考虑多从食物中摄取维生素K。

② 参与骨骼代谢，防治骨质疏松：维生素K参与合成BGP（维生素K依赖蛋白质），BGP能调节骨骼中磷酸钙的合成。特别对老年人来说，他们的骨密度和维生素K呈正相关。经常摄入大量含维生素K的绿色蔬菜的妇女能有效降低骨折的危险性。

2. 水溶性维生素

（1）维生素C（又名抗坏血酸）

① 促进生物氧化还原过程，保证细胞膜的完整性：维生素C参与体内还原反应，起递氢作用，提高组织的生物氧化过程，促进物质代谢。

② 清除体内的自由基：维生素C是一种重要的自由基清除剂，有防止体内自由基产生，防脂质过氧化，防衰老，提高运动能力的作用。

③ 促进胶原的生物合成，保持细胞间质的完整性：维生素C是全盛细胞间质的必需物质，故维生素C缺乏时，细胞间质不能形成，可发生坏血病。由于维生素C参与细胞胶原的生成，故还有促进创伤愈合和骨折愈合的作用。

④ 增强机体的应激能力：维生素C可增强机体对缺氧、寒冷和高温的应激能力。

（2）维生素B1

维生素B1又称硫胺素（thiamine），抗神经炎因子或抗脚气病因子。主要生理功能有：

① 参与糖类的中间代谢：维生素B_1在肝脏中被磷酸化为焦磷酸酯，参与体内丙酮酸的脱羧反应，帮助消化、吸收。

② 对神经系统的影响：维生素B_1能使丙酮酸氧化为二氧化碳和水，减少糖代谢产物在神经组织中堆积，防止健忘、不安等症状的出现。

③ 对心脏和水盐代谢的影响：维生素B_1缺乏时，心率加快，脉压改变，还会出现心力衰竭。同时发生水肿、小腿浮肿，并向上发展。

（3）维生素B2

维生素B2即核黄素，它的生理功能主要是以黄素辅酶的形式参与体内多种物质的氧化还原反应，是担负转移电子和氢的载体，也是组成线粒体呼吸链的重要成分。由于这些核黄素辅酶与物质代谢和能量代谢有关，因此核黄素是一种重要的营养素。

（4）维生素B6

维生素B6为体内许多酶的辅酶成分，参加一系列重要的生物转化，如氨基酸的转移、脱羧、羟化、脱氨和必需脂肪酸的代谢，并以磷酸化酶的形式参与糖原代谢。维生素B6与蛋白质、脂质代谢关系十分密切。此外，它还参与运铁血红蛋白中二价铁离子的合成。

（5）叶酸

叶酸是机体内一碳单位（-CH2-）转移酶中的辅酶成分，对蛋白质的合成和各种氨基酸的代谢有重要作用，参与构成含铁血红蛋白成分。

（6）维生素B12

维生素B12参与体内一碳单位代谢。与叶酸在代谢中相互作用。它通过增加叶酸的利用率来影响核酸蛋白质的合成，促进红细胞的生成和成熟，促进皮肤的新陈代谢。

（7）泛酸

泛酸的主要作用就是以乙酰辅酶A的形式参与代谢过程，是二碳单位的载体。另外，它还参与脂肪酸的合成和降解，胆碱的乙酰化，并激发那些对病原体有抵抗力的抗体的合成。

（8）烟酸

烟酸又名尼克酸、维生素PP。烟酸是组织中重要的递氢体，在代谢和氧化过程中起重要作用。它参与葡萄糖的酵解，脂肪酸和胆固醇的合成，丙酮酸的代谢，高能磷酸键的形成等一系列重要过程。烟酰胺对中枢神经及交感系统有维护作用。

（9）生物素

生物素是体内乙酰辅酶A的辅基，在脱羧和脱氨过程中起重要的作用。生物素缺乏会引起机体对脂肪和胆固醇合成的干扰，引起脂肪合成降低，高胆固醇血症。

（二）膳食维生素的来源和供给量

1. 脂溶性维生素

（1）维生素A

最好的维生素A食物来源是各种动物性食物，如动物肝脏、奶类、蛋黄、鱼卵、鱼肝油等；植物性食物中菠菜、胡萝卜、茄子、豆苗、红枣、番茄、杏、李子、葡萄等都含有丰富的胡萝卜素，可以在体内被转化为维生素A。

维生素A以视黄醇当量（RE）表示。2000年中国营养学会提出的成人膳食维生素A推荐摄入量（RNI）男子为800μg RE/日，女子为700μg RE/日，成人可耐受最高摄入量（UI）为3000μg RE/日[2]。

（2）维生素D

食物中维生素D的含量比其他任何一种维生素的含量都少。其食物来源以动物肝脏、禽蛋、乳制品、鱼肝油为主，其中以鱼肝油中维生素D的含量最为丰富。而在蔬菜、谷物和水果中，维生素D的含量则比较少。2000年公布的中国居民维生素D推荐膳食摄入量（RNI）成人为5μg/日，成人可耐受最高摄入量（UI）为20μg／日[2]。

（3）维生素E

维生素E主要存在于各种油料种子及植物油中，某些谷类、坚果类和绿叶菜中也含有一定数量；肉、奶油、乳、蛋及鱼肝油中也存在。许多因素可影响食物中的维生素E含量，因而每一种食物都有相当大的含量变化或差异。天然的维生素E是不稳定的，在储存与烹调加工中可发生明显的破坏，植物油中的维生素E含量因加热而明显降低。

中国营养学会提出的成人膳食维生素E适宜摄入量（RI）建议14mg总生育酚/日[2]。

2. 水溶性维生素[2]

（1）维生素C

食物中的维生素C主要存在于新鲜的蔬菜、水果中，人体不能合成。水果中鲜枣、橘子、山楂、柠檬等含丰富的维生素C，蔬菜中以绿叶蔬菜、青椒、番茄、大白菜等含量较多。2000年中国营养学会修订的成人膳食维生素C推荐摄入量（RNI）为100mg/日。

（2）维生素B1

维生素B1的膳食来源主要为未精制的谷类食物。瘦肉及内脏维生素B1含量较为丰富。豆类、坚果等食物也含较多的维生素B1。经发酵生产的酵母制品也含有丰富的B族维生素。但应注意的是加工和烹调过程会减少食物中的维生素B1量，其损失率约为30%~40%。中国居民膳食维生素B1参考摄入量（DRIs）为：成人男子是1.4mg/日，女子为1.3mg/日，最高摄入量为50mg/日。

（3）维生素B2

动物的肝脏、肾脏、心脏、蛋黄、鳝鱼、奶类、谷类、绿叶蔬菜和新鲜水果中富含维生素B2。由于核黄素的吸收有上限，大剂量摄入并不能无限增加其吸收，试验最高摄入量为27mg/次。而中国居民膳食核黄素参考摄入量（DRIs）为：成人男子是1.4mg/日，女子为1.2mg/日。

（4）维生素B6

维生素B6的食物来源广泛，动植物中均含有，但一般含量不高。通常，按质量计动物性食物含量相对高些。含量最高的食物为白色肉类（如鸡肉和鱼肉），其次为肝脏、豆类和蛋黄等。水果和蔬菜中维生素B6含量也较多，含量最少的是柠檬类水果和奶类等。正常情况下，维生素B6不易缺乏。我国居民成人膳食维生素B6适宜参考摄入量（AI）为1.2mg/日，最高耐受量为100mg/日。

（5）叶酸

叶酸广泛存在于各种动植物食品中。富含叶酸的食物为动物肝、肾、鸡蛋、豆类、酵母、绿叶蔬菜、水果及坚果类。不同食物中叶酸的利用率不同。高温长时间烹饪和使用大量的水（如煲汤），叶酸损失很大，甚至全部损失，所以应注意加工和烹饪食物的方法。我国居民成人膳食叶酸参考摄入量（DRIs）为400μg/日，最高耐受量为1000μg/日。

（6）维生素B12

膳食中的维生素B12 来源于动物性食物，如肉类、动物内脏、鱼、禽、贝壳类和蛋类，乳及乳制品中含量很少。植物性食物中基本不含维生素B12。我国居民成人维生素B12的适宜摄入量（AI）为2.4μg/日。

（7）泛酸

泛酸在食物中广泛存在，动物性食物（肝、肾、酵母、蛋黄等）、全谷粒、豆类、奶类中含量较多，尤以蜂王浆、金枪鱼、鱼子酱为泛酸含量最丰富的天然来源。2000年我国居民成人膳食泛酸适宜摄入量（AI）为5.0mg/日。

（8）烟酸

含烟酸较高的食物是动物性肝脏、酵母、豆类、谷类、花生等。土豆、蔬菜、水果、蛋、奶中含量很低。由于烟酸是体内代谢的重要辅酶，所以它的供给应予以保证。中国居民成人膳食烟酸参考摄入量（DRIs）为男子15mgNE/日，女子为13mgNE/日，最高耐受量为35mgNE/日［尼克酸当量（mgNE）=尼克酸（mgNE）+1/60色氨酸（mg），体内所需的尼克酸部分是由色氨酸转变生成的］。

（9）生物素

生物素的可利用性不同，玉米和大豆中生物素可全部利用，小麦中的难以利用。动物组织、蛋黄、番茄、花菜等是生物素的丰富来源。长期服用抗生素和食用生鸡蛋者易缺乏生物素，应注意补充。中国居民成人膳食生物素适宜摄入量（AI）为30μg/日。

六、矿物质

矿物质又称无机盐，人体内除碳、氢、氧、氮外其余的各种元素均称为矿物质。其中，钙、镁、钠、钾、磷等7种含量较多，称为常量元素；铁、铜、锌、硒、碘等，人对其需要量少，称为微量元素。

（一）几种主要的矿物质的生理功能

1. 常量元素

（1）钙

钙是构成人体骨骼和牙齿的主要成分，在维持人体循环、呼吸、神经、内分泌、消化、血液循环、肌肉组织、骨骼组织、泌尿、免疫等系统的正常生理功能有着重要的调节作用。

① 形成和维持骨骼、牙齿的结构：骨骼和牙齿中的钙约占体内总钙量的99%。如缺钙会引起骨骼和牙齿质量差、畸形等，严重者还会患骨质疏松症。

② 维持细胞的正常生理功能：血清中钙浓度降低，神经肌肉兴奋性增强，可引起手足抽

搐；钙浓度增高，则会损害肌肉收缩功能，引起心脏和呼吸衰竭。

③ 参与血液凝固过程。

（2）磷

磷是人体含量较多的元素之一。

① 构成骨骼、牙齿的原料：人体骨磷量为600~900g，是钙量的一半，约占人体总磷量的80%~85%。

② 细胞的构成成分：细胞内磷大部分是有机磷，是核酸、蛋白质、磷脂等细胞组成成分。

③ 储存能量：体内产能反应中释放的能量以高能磷酸键的形式储存于三磷酸腺苷及磷酸肌酸分子中，当机体需要时释放，以提高能量的有效利用率。

④ 活化代谢物质：碳水化合物和脂肪中间代谢都需先经过磷酸化，然后继续反应。

⑤ 组成辅酶的成分：它是很多辅基、辅酶的成分，如黄素腺嘌呤二核苷酸等。

⑥ 调节酸碱平衡：经尿排出不同量和不同形式的磷酸盐（磷酸氢二钠和磷酸二氢钠），是机体调节酸碱平衡的一种机制。

（3）钠

钠是人体必需的常量元素之一，是机体中除钾以外的另一个重要电解质。

① 调节水分：钠主要存在于细胞外液，构成细胞外液渗透压。体内水量恒定，主要靠钠的调节。当钠量增加，水量也增加；当钠量减少，水量也减少。

② 维持酸碱平衡：钠在肾小管重吸收时，与H^+交换，清除体内酸性代谢产物（如CO_2），保持体液的酸碱平衡。

③ 维持血压平衡：钠调节细胞外液容量，维持血压正常。膳食中钠过多，钾过少，钠钾比值偏高，血压升高。

④ 加强神经肌肉的兴奋性：钠、钾、钙、镁等离子的浓度平衡对维持神经肌肉的应激性是必需的，满足钠的需要可增强神经肌肉的兴奋性。

（4）钾

钾是维持神经系统健康和心脏节律正常的重要矿物质，它与钠一起来控制身体的水平衡。

① 维持细胞内正常渗透压：细胞内钾与细胞外钠互相作用，互相制约。维持细胞内外钾、钠离子的一定比例，是维持渗透压相对恒定的重要因素。

② 维持神经肌肉的正常功能：钾能激活肌肉纤维收缩，引起神经突触神经递质的释放，维持神经肌肉的正常生理活动。

③ 维持碳水化合物、蛋白质的正常代谢：钾参与葡萄糖合成糖原，氨基酸合成肌蛋白，腺苷二磷酸转变为腺苷三磷酸。

④ 维持心肌的正常功能：钾对心肌营养甚为重要，它协同钙、镁维持心脏正常功能，维持心肌的自律性、传导性和兴奋性。

⑤ 降压作用：钾通过利尿、扩血管等作用改善水、钠潴留，使血压下降。

（5）氯

氯是细胞外液中主要的负离子，参与维持正常的渗透压和酸碱平衡。它不是胃酸的主要成分，能激活唾液淀粉酶，有利于淀粉的消化。

2. 微量元素

（1）铁

铁是人体必需的微量元素之一。铁缺乏是目前全球，特别是发展中国家主要的营养缺乏病之一。所以是人们研究和关注较多的一种微量元素。它的生理功能主要有以下方面。

① 运输氧和储存氧的作用：铁参与细胞呼吸酶的活性部分，并且含铁的血红蛋白有运输氧和二氧化碳的作用，而肌红蛋白在肌肉中起氧贮存器的作用。

② 参与能量传递：大量的氧化酶（如线粒体、细胞色素与黄素蛋白）中都含有铁，而它们都与能量传递有关，因此缺铁性贫血会影响体力活动，并导致工作能力下降。

③ 维持免疫系统的正常功能：研究表明缺铁者的T淋巴细胞浓度下降；促有丝分裂反应受损；自然杀伤细胞（NK）活性下降；抗感染能力降低。

（2）锌

锌分布于人体所有组织、器官、体液及分泌物中。主要的生理功能有以下几个方面。

① 构成酶的成分：锌是人体中70多种酶的组成成分，并且还是与消化有关的酶系统的组成成分，在组织呼吸和蛋白质、脂肪、糖、核酸等的代谢中起着重要的作用。

② 促进正常的生长发育和组织的修复再生。

③ 保护皮肤、骨骼和牙齿的健康：缺锌的动物和人均出现皮肤粗糙、上皮角化的症状。缺锌还影响骨骼和牙齿的正常钙化。

④ 促进免疫功能：缺锌时，淋巴细胞受损，细胞免疫力低下。人体免疫功能的下降容易感染生病。

⑤ 促进食欲、正常的物质代谢及内分泌腺功能：缺锌时可出现食欲减退、异食癖、糖利用减少，脂类氧化增强及蛋白质合成减少，代谢异常。

⑥ 促进性器官的正常发育和维持性机能的正常：缺锌时性成熟迟缓，性器官发育不全，性机能降低。男性出现精子减少，睾丸萎缩；女性会出现月经不正常，停止妊娠。

（3）硒

硒作为人体必需的微量元素之一，在人体代谢过程中起着重要的生理作用。

① 抗氧化作用：硒是重要的抗氧化酶－谷胱甘肽过氧化酶的组成部分，因此在人体内起着抗氧化作用。

② 保护心血管和心肌的健康：研究表明，硒对保护心肌健康有着重要的作用。

③ 保护视器官的健康：谷胱甘肽过氧化酶和维生素E一样，有降低视网膜氧化损伤的作用。

④ 增强机体的免疫功能：硒有刺激免疫球蛋白及抗体的产生，增强机体对疾病的抵抗力的作用。

（4）碘

碘在人体内的功用主要是作为甲状腺激素的合成原料，因此碘的生理功能通过甲状腺激素的作用来显示。该激素的生理作用主要有以下几个方面。

① 促进机体基础代谢和生长发育。

② 促进脂类代谢增强脂肪组织对肾上腺素和胰高血糖素的敏感性，从而促进脂肪的水解；促进胆固醇合成并转化成胆酸，降低血浆胆固醇含量。

③ 促进多种营养素的吸收和利用。

（5）铜

铜是体内近40种氧化还原酶的必需成分。它的生理功能通过含铜酶显示，主要有以下几个方面。

① 维持正常造血机能：铜蓝蛋白能促进运铁蛋白的生成，因此在铁的吸收和运输中起着重要的作用。同时铜蓝蛋白还能促进亚铁血红素和血红蛋白的合成。

② 清除超氧负离子，保护机体细胞免受氧化物质的损害：铜锌超氧化物歧化酶是体内清除超氧负离子的重要酶，而铜是该酶的活性中心组成。

③ 维持中枢神经系统正常结构功能：许多含铜酶如细胞色素氧化酶等，都对保持神经系统结构和功能的正常起着重要的作用。

④ 促进黑色素的合成：催化黑色素合成的酪氨酸酶是含铜酶。缺铜时黑色素生成障碍，毛发脱色。

⑤ 维护骨骼、血管和皮肤的正常：含铜酶－赖氨酰氧化酶促进骨骼、血管和皮肤中胶原与弹力素交链的生成。缺铜时骨质疏松，易碎，大血管易发生动脉瘤和血管破裂，皮肤也会因胶原与弹力素含量下降而发生相应病变。

（二）几种主要矿物质的食物来源和供给量

1.常量元素

（1）钙

奶和奶制品是钙的主要来源，其含量和吸收率均高。虾皮、鱼、海带、硬果类、芝麻酱、豆类、绿色蔬菜（如甘蓝）也是钙的较好来源。另外，必要时可补充钙剂。骨粉和蛋壳粉也为良好的钙补充品。

中国营养学会提出的膳食钙参考摄入量（DRIs）规定成人钙摄入量为800~2000mg/日，50岁以上的人群为1000~2000mg/日。

（2）磷

磷在食物中分布很广。瘦肉、蛋、鱼、干酪、蛤蜊、动物肝和肾、海带、芝麻酱、花生、干豆类、坚果中磷含量较高。

当膳食中热能与蛋白质供给量充足时，磷不会缺乏，且含磷食物较广，我国成人膳食磷参考摄入量（DRIs）为700~3500mg/日。不过要注意保持钙磷的适宜比例，对需要高钙膳食的人，膳食钙磷比应大于0.5，1∶1.5最适宜。

（3）钠

钠普遍存在于各种食物中，但人体钠来源主要为食盐、酱油、盐渍、腌制肉或烟薰食品、酱菜类、咸味零食等。中国营养学会推荐成人膳食钠的适宜摄入量（AI）为2200mg/天。

（4）钾

大部分食物中都含有钾，但蔬菜和水果是钾最好的来源。中国居民成人膳食钾适宜摄入量（AI）为2000mg/日。

（5）氯

成人每日约需要氯0.5g。食盐、酱油、咸性调味品和腌制酱菜、肉类食品以及植物性食物中都含氯。一般膳食中不会发生氯的缺乏。故中国营养学会推荐成人膳食氯的适宜摄入量（AI）为3.4g/日。

2.微量元素

（1）铁

最好的膳食铁来源是动物肝和血，其次是牡砺、有壳的水生动物、肾、心、瘦肉、家禽和鱼。植物来源最好的是干豆、黑木耳和芝麻酱。牛奶及其制品含铁量甚微。

目前，中国营养学会建议的成人膳食铁的适宜摄入量（AI）为男子15mg/日，女子20mg/日。

（2）锌

锌的食物来源很广泛，牡砺、鲱鱼等海产品及牛肉等红色肉类含锌丰富，吸收率也较高，为锌的良好来源；其次为蛋类、全粒麦、糙米、黄豆、花生、杏仁、大白菜等，含锌量也较多，但吸收率低。2000年中国营养学会建议的成人膳食锌的推荐摄入量（RNI）为男子15.5mg/日，女子11.5mg/日。

（3）硒

人体主要依靠不断地补充硒来维持硒的储存。食物和水是机体硒的主要来源。食物中硒含量变化很大（因产地等不同），最富含硒的食物来源是动物内脏和海产品（0.4~1.5μg），其次为鸡肉（0.1~0.4μg）；不同产地的玉米和谷物（从<0.1μg至0.8μg不等），乳制品（<0.1~0.3μg），水果和蔬菜（<0.1μg）。中国营养学会建议的成人膳食硒参考摄入量（DRIs）为50μg/日。

（4）碘

碘的食物来源主要是海产品（如海带、紫菜、鲜海鱼、干贝、海参等）和海盐。中国成人膳食碘参考摄入量（DRIs）为150μg/日。

（5）铜

一般食物都含有铜。谷类、豆类、坚果、肝、肾、贝类等都是含铜丰富的食物。为了保证铜的吸收，饮食中糖、淀粉、高脂食物不宜过多，饭后不要立即服用维生素C。

一般情况下，成人每日摄入2~5mg铜，吸收约0.6~1.6mg。我国居民成人膳食铜参考摄入量（DRIs）为2~8mg/日。

七、水

水是人体重要的组成部分。人体离不开水，一旦失去体内水分的10%，生理功能即发生严重紊乱；失去水分20%，人就很快会死亡。水比任何营养都要重要。

（一）水的生理功能

1.水是机体重要的组成部分

水是人体含量最大和最重要的组成部分，是维持生命、保持细胞外形，构成各种体液所必需的。体内各种生理生化反应都是以水为介质的环境中进行的，并且水还参与体内许多代谢过程。

2.体温调节剂

水具有较大的比热，并散布于全身每一个细胞里，细胞代谢中产生的多余热量，能通过水很快排出体外。如通过出汗等皮肤表面蒸发来散热，皮肤每散发1L水，就可以散发出2.5KJ的热量。

3.作为机体内的润滑剂

水的粘度小，可使体内磨擦部位（如关节、呼吸道、肌肉、体腔等）润滑，减少损伤。此外，水分还能滋润皮肤，保持皮肤的柔软、光泽和良好的弹性。

4.维持脏器的形态和功能

体内的结合态水与蛋白质、粘多糖和磷脂等相结合而形成胶体，使脏器维持一定的形态和坚实性。例如，心脏含水79%，主要含结合水，使它的形态坚实而成固体，而血液含水83%，主要含游离水，有利于血液循环流动。

（二）水的来源和供给量

1.水的来源

机体失水主要通过三个途径补充：①饮水和其他饮料，大约占人体水分来源的50%以上；②固体食物中的水和与食物（如饮食、水果等）同时摄入的水分，占人体水分总来源的30%~40%；③另外，10%来自机体的物质生物氧化过程。

2.水的供给量

水的供给量随年龄、体重、气候及劳动（或运动）强度而异，正常成人每日需要2000~2500ml，不同年龄每日需水量不同，10~14岁青少年每日每公斤体重需水50~80ml，而成人每日每千克体重需水40ml。一般情况下，水的出入量应保持平衡。

第二节　足球运动员日常营养需求

足球运动是一项富有战斗性的项目，运动员体能消耗很大，一场激烈的足球比赛，体重会下降3~5公斤。因此足球运动员对营养的需求是全面的。足球运动由于对抗激烈、运动量大、比赛时间长、训练课的时间则更长，因此总的热能消耗多（24.98千焦耳/平方米/分），占一日总消耗量的40%左右。

足球运动员的膳食，蛋白质、脂肪和糖的比例按重量计以1：0.8：4为宜。

蛋白质：主要功能不是供能，而是调节各种生理活动及构成身体成分。过多时，对身体不利，因为蛋白质代谢时耗氧多，在代谢和排泄中增加肝脏和肾脏的负担。动物蛋白量应占总蛋白量的55%~65%，青少年运动员生长发育对蛋白质的需要量增加。

脂肪：膳食中浓缩的能源，发热量高，是食物中供能量最多的营养素。比等量蛋白质和糖类产生的热量能大一倍多。食用油脂是脂溶性维生素的重要来源之一，同时能促进脂溶性维生素的吸收，延迟胃的排空，增加饱腹感。虽然脂肪氧化释放热能多，但耗氧量大。足球运动强度相对较大，一次训练后心率可达到120~160次/分，最高可达到180次/分。机体在短时间内得不到充足的氧，不可能有效地分解脂肪，所以脂肪不是足球运动员的主要能源。而且脂肪的摄入量过高，会使身体发胖，尤其会因氧化不全而产生过量的酮体，故脂肪的摄入量不宜过高，以适当为宜。

糖：易消化、吸收，易分解，产热快。氧化时耗氧少，可在有氧和无氧的情况下分解产能，满足机体的需要。终产物为二氧化碳和水，易排泄，对内环境影响少。中枢神经系统只能靠碳水化合物（糖）供能，对维持神经组织功能有重要意义。因此，膳食中糖供热所占比例大于其他两种营养素，而以60%~70%为宜。

从足球运动特点分析，多是在快速跑动、对抗情况下完成动作，强度很大，是有氧供能和非乳酸无氧供能。因此，足球运动的供能以糖为主。

维生素缺乏常常有劳动效率下降、对疾病抵抗力降低等表现。运动时大量出汗，加速水溶性维生素从汗液中排出，尤其维生素C。维生素C、E及B族维生素可以提高运动能力，减少氧债等。增加维生素量有提高运动能力的作用。一般认为在维生素饱和与排泄、吸收平衡前，补充水溶性维生素有促进机体运动能力的作用，但是维生素使用过度是有害的。

各种无机盐在人体代谢过程中都有一定量随着各种途径排泄出体外。因此，必须通过膳食补充。

坚持膳食多样、全面、适量的基本原则，合理选择膳食。坚持4多，即主食、蔬菜、水果、奶制品或豆制品多；3少，即油脂、肉类、油炸食品少的原则；而三餐配比要合理，其中早餐为28%，午餐为39%，晚餐为33%。鼓励以多吃水果、生吃蔬菜来加强维生素和膳食纤维的摄取。另外，还要重视早餐，必要时加餐。纠正"吃主食发胖""肉等于营养""不渴不喝水"等错误观念。由于碳水化合物是肌肉最好的能源，因此缺乏碳水化合物会制约运动员的运动能力。而脂肪和蛋白质摄入过多会增加肝肾的负担，使脂肪贮存增加，体液易酸化，就会提早发生疲劳，这是足球运动员最忌讳的。

第三节　合理的膳食制度

一、进食后不宜立即进行剧烈活动，最好在餐后两小时左右进行。进食后立即进行剧烈活动会影响呼吸，影响消化，出现恶心、呕吐，引起运动中腹痛。但也要注意不要在空腹情况下进行运动训练和比赛。

二、剧烈运动后不宜立即进食。剧烈运动后立即进食不但影响食欲，而且不利消化。

三、运动员的饮食要有规律，每日膳食应尽可能达到平衡，不能暴饮暴食。

四、一日三餐分配要合理。运动前一餐，量不宜太多，要食用易消化的含糖和维生素较多的食物，不宜食用纤维素和产气太多的物质。运动后一餐，量可大一些，特别是糖类。由于比赛运动量大，使运动员消化液分泌减少，胃酸降低，加之大量饮水影响食欲，故膳食应注意色、香、味的调配，并适当选用葱、姜、醋等刺激胃液分泌和促进食欲的调味品。晚上一餐，少吃难消化及刺激性大的食物。

第四节　比赛期间的营养

一、赛前的营养调整（赛前10天左右）

（一）供热量适当减少。此期间运动量一般有所降低，能量消耗也相对减少，所以供热量也应随之调整，以免营养过剩，转为脂肪。

（二）赛前短期内不要过多补充蛋白质和脂肪等酸性食物。因为蛋白质和脂肪食物的代谢产物是酸性的，体液偏酸，对比赛不利。应注意多吃碱性食物，如水果、蔬菜、豆类等。增加机体的碱储备，提高运动能力。

（三）赛前饮食中应充分利用糖，使体内的糖元储备、维生素和无机盐达到饱和状态。实验证明，提高运动前糖贮备，对提高速度、速度耐力十分重要。

（四）如果条件许可，赛前10~15天应按比赛期的膳食制度进食。

（五）维生素A及B族维生素能提高人的工作能力，但维生素A及B族维生素在短期内不能发挥作用，因此，应在赛前10天开始增加摄取量。赛前2~3天内，糖及能源物质的供应也应适当增加，同时避免一些消耗热能的剧烈活动，保证体内能量储备充足。平时维生素C不足者，应在一周前开始补充维生素C，每日摄取量200~250mg。

二、赛前一餐的饮食

由于运动员赛前紧张，胃血流量减少，胃酸分泌增加，有时有恶心欲吐感觉，食欲会下降，因此应注意食物品种尽可能多些，搭配烹调尽可能符合口味习惯要求，提高色香味，使进餐者满意。赛前配餐一般原则：

（一）足够的能量，同时要选取自己吃惯的食物。

（二）不要吃得太饱，最好在饭后两小时左右参加比赛，这时会觉得胃肠空而不饿。

（三）身体内应贮存足够的水分，有人提倡，足球运动员平时要注意养成饮水习惯，最好在赛前最后一餐到比赛开始间隙中每20~25分钟饮水250ml，并加2%的葡萄糖。

糖在赛前两小时补给（1g/kg体重），维生素C在赛前服用150~200mg。

三、赛中营养的补充

比赛间歇一般不必进食，口渴时可服用少量水果汁及富含维生素的饮料。天气寒冷或运动员感到饥饿时，可在饮料中加些葡萄糖。

四、赛后营养的补充

足球比赛运动员消耗的热能很多，赛后应增加热能的供给量。

（一）糖的补充

足球运动的供能以糖为主，比赛后血糖浓度减少显著，因此应增加糖的补充量，选择含糖量高的食物。糖的补充也能使疲劳的肌肉得到恢复，糖原得到补充。

（二）维生素的补充

激烈的足球比赛后，适当地补充维生素，对加速体力恢复、保持较强运动能力是很有必要的，特别是维生素C和维生素B1。

（三）水的补充

水分的补充能补偿出汗的失水量。保持体内水分的平衡是原则，过多饮水并无好处，反而增加心、肾的负担。补水时要注意少量多次，还要适当进盐。

第五节　运动饮料对体能训练的影响

运动饮料的研制大概起源于20世纪20年代。1965年，美国肾脏和电解质研制中心的罗伯特·凯特博士为佛罗里达大学橄榄球队研制的运动饮料引起了人们的重视，被称为“Gatorade”饮料。后来，世界各国都相继开展了运动饮料的研制和应用工作。国际上将这类饮料正式称为运动饮料，也称为第五代饮料。运动饮料对保证体能训练的正常进行和完成起着十分重要的作用。

一、运动饮料的概念及特点

（一）运动饮料的概念

运动饮料主要是指那些能迅速补充运动中所丢失的液体和电解质，并为做功肌肉提供碳水化合物养料的饮料（通常称为液体替代饮料或等渗饮料）。它所含的营养素成分和含量适应运动员或参加体育锻炼人群的运动生理特点和特殊营养需要，并对运动能力的提高起一定的作用。运动饮料的范围很广，包括在运动前、中和后运动员所饮用的任何饮品。运动饮料一般都以碳水化合物、各种电解质和水为主要成分。另外，有些运动饮料还可提供维生素、矿物质和其它营养素，如甘油、胆碱和碳酸饱和物的补充。旨在校正体液容量，调节体内电解质和酸碱平衡，及时补充能量，改善体温调节和体内代谢过程等。

（二）运动饮料的特点

1.含有一定量碳水化合物

研究表明运动饮料中应含有各种碳水化合物，如果糖、蔗糖、葡萄糖，这有助于促进液体的吸收和肌糖原的及时补充。大多数市售运动饮料中都包含下列碳水化合物中的一种或多种：果糖、蔗糖、葡萄糖、葡萄糖聚合体（含2单位的葡萄糖）等。另外，对运动饮料中碳水化合物的适宜浓度的研究表明，含6%碳水化合物的溶液进入血流的速度与水一样快，并且使用此浓度的饮料提高了耐力，且与纯水、10%葡萄溶液相比，运动饮料（含6%碳水化合物）在肠道中的吸收速度最快。所以，ACSM（American College of Sports Medicine）推荐运动饮料应包含4%~8%的碳水化合物（9.5~19g碳水化合物/8oz或240ml）。

2.含有适量的电解质

电解质（钠、钾和氯）对维持体液平衡和肌肉正常收缩功能具有重要的意义。钠可以提高肠内液体的吸收率，并通过维持或增加血浆的同渗重摩来刺激渴感。而钾作为细胞内主要离子，对维持内环境稳定和神经、肌肉中电刺激的产生有着重要作用。所以，运动饮料中应包含适量的钠、钾等电解质，不仅用于补充汗液中丢失的钠、钾，还有助于改善口味（钠的作用），使机体得到更充足的水分。一般的市售运动饮料应包含10~25meq.Na/L或110mg Na/8oz（240ml）；30~55mg K/8oz(240ml)。

3.不含碳酸气、咖啡因和酒精

碳酸气体通常会引起胃部的胀气和不适感；咖啡因有一定的利尿作用，会加重水的丢失；此外咖啡因和酒精还对中枢神经有刺激作用，不利于运动后的恢复。

二、运动中常用的饮料

1996年ACSM（American College of Sports Medicine）指出，当运动员液体补充接近运动中汗液丢失时，其运动能力才能保持较好的状态。而不能及时补充运动中丢失汗液的主要原因就是运动前或运动中不能及时足量的补液。显而易见，饮用各类饮料特别是包含碳水化合物和电解质（如钠和钾）的运动饮料将有助于维持运动环境下人体的体液平衡。目前市面上的饮料种类繁多，各有不同的作用，但并非所有的饮料都适合运动时饮用。

（一）市售的运动饮料

这种运动饮料一般口感好，很适合运动时饮用。运动饮料的口感是非常重要的。口感好有助于促进运动员饮用。运动员经常询问他们应该使用哪一种运动饮料。在吸收、口感和对运动能力的影响相同的情况下，应该因人而异来选择饮料类型。运动员可以在训练时多尝试几种不同饮料以确定哪一种对自己合适。运动饮料中碳水化合物的浓度一般保持在4%~8%，这是维持碳水化合物氧化和延缓疲劳所必需的。

（二）果汁

一些运动员使用果汁作为运动时的饮料。但事实上，果汁并不是运动时选用的理想饮料。因为果汁中含有较高的碳水化合物（桔汁中含有10%的碳水化合物）和较少的钠（参见表3-1）。而饮料中碳水化合物的比例应小于8%，才会有利于吸收并减少胃不适感。果汁含有较高浓度的果糖，同时还含有蔗糖和葡萄糖。甚至果汁被稀释了一倍仍含有较高浓度的碳水化合物（桔汁的范围从5%~10%），而钠的水平还不足维持体液平衡。在运动训练后，果汁可用来补充糖元和液体，但因其钠水平较低所以仍需要吃一些高盐饮食以助恢复水的平衡。

表3-1 几种运动时常选用的饮料的成分

饮料名称（240ml）	卡路里（kcal）	碳水化合物（g）	碳水化合物含量%	钠（mg）	钾（mg）	碳水化合物种类
运动饮料	24	6	2.5	248	187	葡萄糖
可口可乐	103	11	11	6	0	高果糖的玉米糖浆、蔗糖
进餐时饮用的不含酒精的饮料	1	0	0	2~8	18~100	无
桔汁	104	25	10	6	136	果糖、葡萄糖、蔗糖
水	0	0	0	低	低	无

资料来源：Julie H，et al，1999.

（三）水

水是生命中最重要的营养素，对运动成绩也是非常重要的。饮水太少或由于汗液丢失水份过多会降低运动能力。身体中的水参与体内许多关键代谢过程。血液中水分向做功肌肉运输葡萄糖、氧和脂肪，并带走如二氧化碳和乳酸等代谢产物。运动过程中，水从肌肉中吸收热，并通过汗水散发，从而起到调节体温的作用。唾液和胃分泌物中的水有助于消化食物，尿液中的水排出代谢废物。身体中的水还起到润滑关节，为组织和器官提供缓冲垫的作用。目前最有争议的一个问题是，在持续不足60分钟的运动中，是否需要饮用水或运动饮料。1996年ACSM的补液指南认为在持续不足60分钟训练时，进行适量碳水化合物的补充的同时饮用水对提高运动能力也是有效的，并且有关这方面的证据也正在增加。不过，使用运动饮料将更有利于提高运动能力。

水作为运动时的饮料，并不提供能量或维持液体平衡和能刺激渴感的电解质（参见表3-1）。不过，水能补充经汗液丢失的水分，而且便宜实用。但运动员在运动中还应饮用运动饮料，而不是水。

（四）自制运动饮料

自制运动饮料较为便宜，可以选作运动时的一种饮料来源。在碳水化合物和电解质的浓度方面，自制运动饮料的成分可接近公开销售的运动饮料，但口味、吸引力、口感上有些欠缺，并且也无明确的保存限期。产品的稳定性也达不到避免细菌污染，减少运动员疾病发病率的要求。

一般来说，因其花费少，所以比较适合进行休闲运动的人群。下面介绍一种自制运动饮料。

1份饮料的组成：1大汤匙糖（15g）；少许盐（0.5g）；1大汤匙桔汁（7.5ml）或2大汤匙柠檬汁（15ml）；7.5盎司冰水（225ml）。1份饮料含卡路里50kcal、钠119mg、钾30mg。

制作说明；1. 先用少量的热水将糖和盐溶解。2. 再加入果汁和冰水。

（五）软饮料（不含酒精）

我们平时饮用的一般饮料不能作为运动饮料的理由有以下几个。首先，这些饮料中含有太多的糖（可乐和百事可乐中大约含10%~11%糖），糖的种类搭配也不正确（大多数混有高果糖的玉米糖浆和蔗糖），并且充满二氧化碳。饮料中的二氧化碳在胃中转变为二氧化碳气体，会引起腹部绞痛、恶心、膨胀和腹泻。而且这些饮料中所含的咖啡因刺激尿量增多从而增加了体内液体的丢失。若一些运动员要在比赛前4小时饮用一般饮料，那么从水合作用和碳水化合物角度来看，含游离咖啡因的饮料是较好的选择。对于那些喜欢碳酸饮料的运动员来说，建议其自制运动饮料，即在碳酸水中至少加入355ml果汁，这样可以提高饮料的营养组成。

（六）含咖啡因的饮料

咖啡因是IOC（International Olympic Committee）所禁止使用的一种药物。一般情况下，体内仅存3.3~6.6mg/kg体重的咖啡因时就会提高运动能力，对一个体重150磅的人来说，这个量仅相当于喝1杯295ml咖啡的量。因为咖啡因有利尿作用，所以能促进尿的生成。饮用含咖啡因饮料后1小时内，运动员需要小便，不过也有例外。含咖啡因的饮料主要有冰茶、热茶、咖啡、可乐和一些新出现的“生能饮料”。因为它们的利尿作用和可变的碳水化合物成分，所以不能被用作运动时的饮料。

（七）酒精

酒精是一种中枢神经系统镇静剂。纯酒精可提供7kcal/g能量，它作为能量来源的代谢过程更像脂肪。在运动中，酒精并不是重要的能量来源。在它成为肌肉的供能源之前，首先要在肝内进行代谢。在运动前即刻、运动中饮酒会降低运动能力，因为它会影响平衡和协调能力。酒精可以减少肝中葡萄糖分泌，导致低血糖症和耐力运动过程中疲劳过早出现。在寒冷环境下运动中饮酒会导致体温降低（医学上快速体温下降）。运动后不能立即饮用酒精，这是因为它的利尿作用和对血糖和糖元水平的副作用。运动后最好的饮料是包含碳水化合物、水和电解质的液体来恢复糖元和体液的平衡。比赛和训练后，运动员出现脱水和胃排空二者都可放大酒精的麻醉作用。

为了取得使用营养物质的最佳效果，运动员比赛后即刻糖元和液体补充包括数量和类型应根据每个人的体重和运动中的丢失量来确定。长期使用酒精会引起体内许多重要营养素的丢失，包括维生素B_1、维生素B_6和钙。

三、运动饮料的功用

对运动能力影响最大的两大营养素是水和碳水化合物，它们也是运动饮料的主要成分。碳水化合物供应不足会导致过早疲劳，同时运动前、中的非最适宜的液体摄取会导致影响运动能力的生理反应。当运动员在运动过程中自由饮用饮料时，他们通常只摄取到不足其所丢失的体液一半的液体，这不仅损伤心血管系统的功能及运动能力，而且还置运动员于热损伤的危险之中。

研究表明，运动前摄取碳水化合物食物有助于提高运动能力。而运动前与运动中均摄取碳水化合物的更有助于提高运动能力。在运动前3~6小时所用的一餐可以是固体的，也可以是流质的，但都应包括200~350g碳水化合物食物。运动前、中、后食物和液体的摄取的时机和频率会对运动能力和运动成绩产生影响，因为它们决定着体内养料的储存量和使用率。因此需要制定相应的对策，如频繁摄取富含碳水化合物和液体充分的饮食（补充高碳水化合物、果汁、运动饮料和水）以满足运动员对高能量、液体和碳水化合物的需要。事实上，研究已证实运动中补充含碳水化合物-电解质的饮料有助于提高运动成绩，并且若与运动前摄取2.5g/kg体重的碳水化合物食物联合进行更能促进运动成绩的提高。目前这些成果已广泛应用于国外的运动实践中。

四、运动饮料的使用

ACSM（American College of Sports Medicine）为运动员提供了补液、补充碳水化合物和电解质的指导，以保证运动员在比赛（训练）前、后能正确饮用各种饮料，这将有助于防止运动员在比赛（训练）中出现脱水。

（一）比赛（训练）前补液

比赛前特别是赛前24小时，运动员应保证摄取营养平衡的饮食并足量补液，这将有助于运动员赛前体内的水合过程，增加肝糖元、肌糖元的储存，延缓疲劳的产生并防止脱水的出现。尽管这样做很简单，但因为种种原因（如比赛前习惯吃方便食品、为减体重节食、比赛地的饭菜不可口或饮料不习惯等）很难做到，事实上运动员就会因此丢掉了一个体内进行充分水合作用，提高运动能力的机会。

在赛前2小时，建议运动员可以饮用大约500ml的运动饮料，这不但有助于身体的水合过程而且还使身体能有时间吸收这些水分。研究表明，运动前1小时补液的运动员与那些未补液的运动员相比，身体深部温度和心率均处于较低水平。

（二）比赛（训练）中补液

1.补液时间

比赛过程中，运动员应尽早补液，而且补液量要充足（尽可能弥补由汗液中丢失的水分）。若补液不及时或不足量，运动员可能会出现脱水、糖元耗竭和低血糖，导致耐力、力量和运动水平的下降，最终威胁运动员的健康。

2.饮料温度

一般情况下，运动员应尽量饮用低于外界环境温度（外界环境温度在20℃以上）的饮料。这不仅可降低人的深部体温（core body temperature），冷饮料的胃排空时间较短，吸收率会更高，这将有助于降低脱水程度和热疾病的发病率。

3. 碳水化合物摄入量

在持续运动1小时以上时，运动员每小时至少摄取30~60g的碳水化合物，以维持体内糖的氧化并延缓疲劳的出现。可通过每小时饮用600~1200ml含4%~8%的碳水化合物的运动饮料的办法来实现。其中碳水化合物可以是糖（葡萄糖或果糖）或淀粉（麦芽糖糊精），但应保证运动中至少摄取到45g/小时的碳水化合物。

目前有关持续时间不足1小时的运动中所需营养的研究不多，尚有许多工作要做，但均认为碳水化合的摄取是十分重要的。

第六节　足球运动员补液需要注意

大运动量训练和比赛后，一名足球运动员体重可减轻2~3公斤，甚至4~5公斤，减轻的体重主要是水分的丢失。运动后补水，很快就可恢复，通常24~36小时内可以恢复。

一、运动员每天至少保证2~3升水的摄入。

二、补液温度应稍低一些，这样口感比较好，可以加快吸收以及增加运动员的补液次数。

三、运动员热身期间应补充200~500ml的液体，赛前1小时补充则不能多于300ml，训练中最好是采用少量多次的补液方法，每隔15~20分钟补充100~250ml液体，大约喝4~8口水，一小时的总补液量不超过800ml。在每次暂停或运动员被替换出场的时候，同样将摄入100~250ml的运动饮料作为目标。

四、运动饮料含有碳水化合物和电解质，适合长时间的训练和比赛。糖的浓度低于8%为宜，建议采用5%~7%以促进胃排空和小肠吸收，满足快速补充体液和能量的需要。

五、头晕目旋、肌肉痉挛、恶心、头痛、暗色尿、口干和感觉很热都是脱水的预兆。

六、不能等到口渴才想到液体补充，此时已经出现脱水及运动能力下降。应该养成按时补液的习惯，采用少量多次的方法，同时运动员应该注意渴感减弱后，还应继续增加水分的补充量。

七、比赛中周期性地摄入运动饮料可以维持水合和补充能量。

八、运动员如何判断是否脱水?

1. 查看你自己尿液的颜色，一天中淡色、清亮、无嗅的尿液说明球员处于良好的水合状态，深色的尿液表示已经脱水，提示运动员应该开始喝水或运动饮料直到达到良好水合，许多运动员在一小时的运动中就能轻易丢失1~2%体重的液体；2. 记录运动前后的体重变化可以了解脱水的情况，按照每下降1kg体重补充1000~1500ml液体的原则进行补液。

参考文献

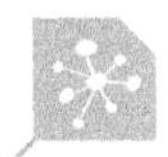

[1] 曲绵域.实用运动医学（第4版）[M]. 北京：北京医科大学出版社，2003.

[2] 薛建平. 食物营养与健康（第2版）[M]. 合肥：中国科学技术大学出版社，2009.

[3] 中国营养学会. 中国居民膳食营养素参考摄入量[M]. 北京：中国轻工业出版社，2006.

[4] 中国营养学会.中国居民膳食营养素参考摄入量速查手册[M].. 北京：中国标准出版社，2014.

[5] 杨则宜，王启荣.足球运动的体能与营养[M]. 北京：北京体育大学出版社，2004.

[6] 王安利. 运动损伤预防的功能训练[M]. 北京：北京体育大学出版社，2013.

[7] 顾德明, 缪进昌, 等.运动解剖学图谱（修订本）[M]. 北京：中国科学技术出版社，1999.

[8] 德拉威尔（法）. 肌肉健美训练图解[M]. 李振华, 等, 译. 山东：山东科学技术出版社，2005.